# 人はどう死ぬのか

久坂部 羊

講談社現代新書

2655

# はじめに

だれしも死ぬときはあまり苦しまず、人生に満足を感じながら、安らかな心持ちで最期を迎えたいと思っているのではないでしょうか。

ある男性は、九十歳まで健康に暮らし、ゴルフで久々によいスコアを出した日の夜、妻や息子、孫たちとともに食事を楽しみ、ビールを飲んで、のんびり風呂に入ったあと、本人も気づかないまま寝床の中で息を引き取ったと、何かの記事に書いてありました。

なんと恵まれた人生の幕引きでしょう。自分もかくありたいものだと、つい思ってしまいます。

片や私は医師として、多くの患者さんの最期に接する中で、人工呼吸器や透析器で無理やり生かされ、チューブだらけになって、あちこちから出血しながら、悲惨な最期を迎えた人を、少なからず見ました。

望ましい最期を迎える人と、好ましくない亡くなり方をする人のちがいは、どこにあるのでしょう。

問題は、死が一発勝負で、練習もやり直しもできないということです。

上手に死ねなかった人を看取りながら、もしもこの人がもう一回死ぬことができたら、次は失敗しないだろうになと、よく思ったものです。しないほうがいいことを、いろいろして死んだ経験を活かせるからです。

練習ができないのなら、せめてほかの人の例を参考にすべきでしょう。その数はもちろん多いほうがいい。ところが、医療が進歩し、死が病院の中に隠されるようになって、死はどんどん世間の目から遠ざけられてしまいました。

それに輪をかけたのが、生の無条件肯定と、死の絶対否定です。否定していれば死なないのであれば、ずっと否定していればいいですが、いくら否定していても、死は必ず訪れます。であれば、あらかじめしっかりと準備をしておいたほうがいいに決まっています。

海外では大災害で多くの死者が出たとき、死体の映像も報じられたりするそうです。しかし、日本ではまず公にはなりません。悲惨な現実を隠すことで、人はなんとなく安心し、危機に対する備えを忘れてしまう。それで家族や自分の死が目の前に迫ったとき、慌てて混乱し、結果的に下手な最期を選んでしまう人が少なくありません。

それは実にもったいないことだし、悔やんでも悔やみきれないことでしょう。

死を身近に扱う仕事をしていると、一般には知られていない死の現実や、意外な側面を垣間見ることがあります。

若いころ、私は外科医としてがんの患者さんの治療にあたり、医療の限界や過剰な医療による弊害を経験しました。はじめて患者さんの死を看取ったときの衝撃や、がんで亡くなった患者さんの無念や悲しみは、今も忘れることができません。

当時、私が熱心に取り組んだのは、がんの終末期医療でした。医者は患者さんの命を救うのが使命ですが、死にゆく患者さんにも医療は必要だと思ったからです。なんとかよい最期を実現してもらうため、自分なりに努力しましたが、末期がんの医療は困難を極め、自分自身が精神的に追い詰められる状況になりました。

そんなとき、ふとした偶然から、外務省の医務官という仕事を知り、私は現場を逃れるように転職しました。医務官というのは、海外の日本大使館に駐在する医者です。勤務地はサウジアラビア、オーストリア、パプアニューギニアの三カ国。何の心づもりもない転職でしたが、現地でそれぞれの国の終末期医療や死生観に触れ、自分を含む日本人の感覚とのちがいに、大いに驚かされました。それを知ることで、私の死に対する印象も変わったと思います。

四十代で帰国したあとは、高齢者医療の現場に入り、デイサービスのクリニックで四年勤務したあと、在宅医療のクリニックで十三年勤務しました。そこで目にした高齢者の実態は、私の想像をはるかに超えたものでした。さらには在宅での看取りで、よりよい最期の迎え方を何度も経験しました。

現場にいて感じることは、いかに世間に広まっている情報が偏っているかということです。いい話や安心情報ばかりが喧伝され、イヤなこと、不愉快なことは見てみぬふり、臭いものにはフタの扱いになっています。

たとえば、死ぬ間際にする点滴は、場合によっては患者さんを溺死させるのに等しいとか、酸素マスクは上品な猿ぐつわだとか、胃ろうは活ける屍《しかばね》への第一歩だとかです。

死にゆく人に何かしてあげたいという家族の気持ちはわかりますが、それが逆効果になるようでは本末転倒。本人を苦しませるだけです。

医療が進歩して、それまで治らなかった病気が治るようになったのはいいですが、死の実態が隠され、世間に「医療は死も止められる」という誤解が広まれば、新興宗教も同然です。医療を信じたい気持ちはわかりますが、過度な期待は人を惑わす幻想となり、たった一度きりの死を下手に迎えてしまう人を増やすばかりです。

明るい展望を語り、医療に対する信頼を高めることも必要でしょうが、だからと言って、不愉快なほんとうのことを伝えない専門家やメディアは責任を果たしていないと思います。

家族や自分の死が間近に迫ったとき、最良の方法を選び、亡くなったあとに悔いを残さないようにするには、やはり死の実際を知ることが大切でしょう。

だから私はこの本を、「死に関する新しい教科書」のつもりで書きました。

大丈夫。恐くありません。不吉でもありません。慣れます。ときに笑えます。死には滑稽な側面もありますから。

一回きりの死を失敗しないために、多くの人が死の恐怖から解放され、上手な最期を迎えられることを、心より願っています。

目次

# 第一章　死の実際を見る、心にゆとりを持って

## 死を見る機会

ふつうの人が人の死を直接見る機会は、さほど多くはないでしょう。見るとすれば、たいていは家族の死で、多くは病院のベッドのまわりで見ることになります。医者と看護師がいて、患者さんには点滴とか酸素マスクがつけられ、場合によっては心電計や人工呼吸器も装着されている。家族の死だから、悲しかったり複雑な思いがあったりして、とても冷静には見られない。加えて、死は忌むべきものという頑強な刷り込みもあるので、じっくり見たり、ましてや観察などはまず行われません。

自宅での看取りでも、まわりに医療機器などがなく、場所が見慣れた空間であるというだけで、看取る家族の動揺はほとんど変わりがないでしょう。

稀なケースとして、目の前で突然だれかが死ぬ（交通事故や水難事故、飛びこみ自殺など）のを目撃することもあるでしょうが、こちらは家族の死以上に見る者を動揺させるにちがいありません。殺害現場などに遭遇してしまうと、動揺どころか動転、驚愕、ときには失神さえしてしまうでしょう。

医者だって人間です。はじめて患者さんの死を看取るときは、一般の人と同じく動揺します。それまで自分が治療し、いろいろなことを説明し、人間的な関わりを持った人が死ぬのですから、当然ながらショックは大きい。

自分の患者さんでなくても、たとえば当直のアルバイト先でたまたま臨終に立ち会う場合でも、一人の人間の死という厳粛な事実の前では、畏怖のようなものを感じずにはいられません。その感覚は、家族や一般の人のそれとさほど差はないはずです。

が、場数を踏むにつれ、医者は次第に死に慣れてきます。死に慣れるなど、不謹慎だと思われるかもしれませんが、実際、慣れます。慣れると心にゆとりができます。そうすると、ゆとりのないときには見えなかったものが見えてきます。それは死を、ある種、乾いた現象として理解させてくれたりします。

いずれにせよ、一般の人は平常心で死を見る機会が少ないので、死を大袈裟に捉え、死者に過剰に反応しがちではないでしょうか。

死が人生の重大事であることはまちがいありませんが、心にゆとりを持って見れば、特別な不幸でも不運でもないことがわかります。だれにでも起こることで、恐ろしいことでも、いやなことでもない。ごく当たり前のことだと感じられる。その感覚を理解してもらうために、死に直面していない今、死の実際をイメージしていただきたいと思います。

## 死の判定とは

最近は人の死といっても、一筋縄ではいきません。「心肺停止」などは、心拍も呼吸も止まっているのに「死」とは認められない。蘇生処置によって、生き返る可能性があるからです（と言っても、多くの場合は植物状態であったり、麻痺が残ったりして、元通りになることは少ないですが）。

人の死を判定するときには、医者は「死の三徴候」と呼ばれるものを確認します。「呼吸停止」「心停止」「瞳孔の散大」がそれです。この三つが揃うと、人は死んだと判定されます。

一般の人は、人の死は医者が死亡時刻を告げたときに起こったと思うでしょうが、実はそうではありません。そもそも、人がいつ死んだかということは、厳密に規定することができないのです。なぜなら、臓器はある瞬間にいっせいに機能を止めるわけではありませんので。

たとえば、死体腎移植は、ドナーが亡くなってから腎臓を取り出して、レシピエントに移植しても十分に機能を果たします。つまり、腎臓は死後もしばらく生きているということです。膵臓や眼球（角膜）なども同様です。

心臓と肺にしても、同時に機能を止めるわけではありません。心臓の動きは心音や心電図、肺は呼吸で確認できますが、心音が聞こえなくなっても、心臓の細胞がすべて機能を停止したわけではないし、呼吸が止まっても、肺の細胞が死に絶えたわけではありません。いずれも徐々に機能を停止し、細胞レベルでは順に死滅していきますから、最後の細胞が死んだときなど、どんな計測器を使っても決定することはできないでしょう。

## 死のポイント・オブ・ノーリターン

突然死や即死の場合は別として、ふつうの死はまず昏睡状態からはじまります。完全に意識がなくなって、呼びかけにも痛みの刺激にも反応しない状態です。唸り声やうめき声を発していたり、顔を歪めていたりする間は、昏睡とは言いません。

昏睡のときは、エンドルフィンやエンケファリンなど、脳内モルヒネが分泌されますから、本人は心地よい状況にあるなどと言われますが、もちろんこれは仮説で、確かめようがありません。脳内モルヒネは人生最後のお楽しみであり、ほんとうに心地よい状態が用意されているのかもしれませんが、実際はそれほどでもなく、単に死戦期（生から死への移行期）の不安をやわらげるためのおまじないかもしれません。

昏睡状態になれば、いっさいの表情は消えます。意識がないのだから当然です。昏睡に陥ると、間もなく下顎呼吸がはじまります。顎を突き出すような呼吸で、これが死のポイント・オブ・ノーリターンとなります。呼吸中枢の機能低下によるものですから、酸素を吸わせても意味がありません。つまり、これがはじまると、回復の見込みがゼロになるということです。

ほとんど空気を吸っていないように見えるので、はじめて見る人には喘《あえ》いでいるように感じられるかもしれません。ですが、先に述べたように意識はないので、本人は苦しくない（はずです、確認はできませんが）。この状態になると、蘇生処置をほどこしたところで元にもどることはまずなく、仮にもどったとしてもすぐまた下顎呼吸になります。生き物として寿命を迎えているのですから、抗わずに穏やかに見守るのが、周囲の人間のとるべき態度と言えます。

下顎呼吸がどれくらい続くのかは人によりますが、たいていは数分から一時間前後で終わります（私は在宅医療で一昼夜続いた患者さんを看取ったことがありますが）。次第に呼吸数が減って、無呼吸と下顎呼吸が入れ替わり現れます。これは「チェーンストークス呼吸」と呼ばれるもので、やがて最後の一息を吐いて、ご臨終となります。

## 看取りの作法

今では禁止されていますが、私が医学部を卒業したころは、大学病院の研修医がアルバイトで市中病院の当直を行っていました。

その病院で夜に患者さんが亡くなると、アルバイトの研修医が看取ることになります。研修医はヒヨコ医者で、迂闊な看取りをすると家族を傷つけたり、混乱させたりするので、先輩から看取りの作法を教えられました。夜中に起こされても眠そうな顔をするな、白衣はきちんとボタンを留めろ、だらしない恰好はするな等《とう》、基本的なこともありますが、看取りのコツは「慌てず、騒がず、落ち着かず」だと、伝授されました。

「慌てず」というのは、新米だと見破られないためで、「騒がず」というのは、騒ぐと医療ミスを疑われかねないからですが、あまりに落ち着いていると、患者さんを見捨てているように受け取られるので、適度な緊迫感が必要なため、「落ち着かず」ということになります。

もう一つのポイントは、あまり早くに臨終を告げないこと。

当直の夜、看護師から危篤の連絡を受けて病室に行くと、患者さんはたいてい下顎呼吸になっています。間隔がだんだん間遠になって、最後の息を吐き終わったとき、腕時計で時刻を確認して、「残念ですが、何時何分。ご臨終です。力及びませんで」と、殊勝な顔で一礼します。すると、家族がわっと泣き崩れたりするのですが、この判断が早すぎると、思いがけない最後の一呼吸が起こるのです。すると、家族は「あーっ、まだ生きてる！」と混乱します。

心電図も同じで、徐々に波が乱れ、スパイクの間隔が延びて、やがてフラットになる。そこで早まって臨終を告げると、ピコンと最後の波が現れたりして、家族がまた、「あーっ、まだ……」と叫ぶことになります。

そのあとで、もう一度、時刻を確認し直して、「えー、何時何分……」と告げるほど間の悪いことはありません。ですから、最後の呼吸が終わったと思っても、しばらく待って、ほんとうにもう下顎呼吸が二度と起こらないと確信してから、おもむろに時刻を確認し、臨終を告げるのです。そして、心電図にオマケのスパイクが出てもわからないように、スイッチはすぐに切るべしと教えられました。

すなわち、実際、患者さんは私が告げる時刻より少し前に亡くなっているのです。

## 死に際して行う〝儀式〟

アルバイトで当直をする病院に着くと、まずその病院の医者から申し送りを受けます。今夜は何号室のだれそれが危ない等、亡くなりそうな患者さんを引き継ぐのです。そのとき、「この人は〝儀式〟はいらんから」とか、「悪いけど〝儀式〟もよろしく」などと言われます。別に宗教的な儀式をするわけではありません。これは看取りのときに行う蘇生処置を指す医者の隠語なのです。

具体的には、心臓が止まったあと、強心剤を静脈注射するとか、心腔内投与といって、カテラン針（長さ六、七センチの深部用注射針）で心臓に直接、強心剤を注入したりします。さらには心臓マッサージの真似事をします。本格的な心臓マッサージは、ベッドのスプリングで力が吸収されないように、背中側にボードを入れ、かつ、胸骨が凹むほど圧迫しなければなりません。高齢者ややせた人だと、肋骨がバキバキ折れます。死にゆく人にそんなことをする必要はないので、軽くやっているフリだけするのです。

そのあとで聴診器を当てて、心拍が再開しなければ、ふたたびマッサージのフリをして、また聴診器で無音を確認します。チラッと家族のようすを横目で見て、まだ不足そうなら、またマッサージのフリを繰り返す。真剣な顔で、死ぬな、生きろと訴えるような目つきで、額に汗など垂らしてやっていると、さすがに家族もあきらめ、大切な身内の死を受け入れる雰囲気になります。そこでようやく〝儀式〟を終え、時刻を確認して、「残念ですが……」のセリフとなるのです。

これがなぜ儀式かというと、蘇生する可能性など端からゼロであることをわかって行うからです。つまりはパフォーマンス、無駄な行為ということになります。

なぜそんなことをするのか。それは家族に精いっぱいの治療をしたという納得感を与えるためです。単純に看取って臨終を告げると、あとで「あの病院は何もしてくれなかった」などと言われる危険性があります。それは困るので、無駄かつ当人には残酷とも思える処置をせざるを得ないのです。

「〝儀式〟はいらない」と申し送られるのは、家族が患者さんの死をすでに受け入れている場合です。そのときは厳かに臨終を告げるだけでいい。看取るほうも楽なら、看取られるほうも余計な処置をされずにすみます。

最近ではインフォームド・コンセントが進んでいるので、病院も患者さん側に事実を伝え、〝儀式〟をする必要性は減っているかもしれません。こんな無益で残酷なことを減らすためにも、家族の側がしっかりと死を受け入れる心構えが重要です。死を拒んでばかりいると、ロクなことはないということです。

## 死には三つの種類がある

ここまで説明したのは、生き物としての死、すなわち生物学上の死についてですが、死にはほかにも二つの種類があります。

それは手続き上の死と、法律上の死です。

手続き上の死というのは、死亡診断書に書かれる時刻、すなわち医者が死亡確認をしたことで認められる死です。これまで書いたように、医者の告げた死亡時刻と、生き物としての人の実際の死が微妙にズレることは理解してもらえたと思いますが、それが大きくズレることもあります。

在宅医療をやっていると、たまに、「朝、起きたらおじいさん（またはおばあさん等）の息が止まっていました」などという電話がかかってきます。夜中、寝ている間に亡くなって、気づいたのが朝というケースです。

すぐに患者さん宅に駆けつけますが、死亡診断から遡って二十四時間以内に診察をしていないと、警察に連絡しなければならず、そうなると検死を受けたあと、場合によっては行政解剖が行われます。当然、遺族には大きな負担となり、警察にも面倒をかけることになります。そんな無用なことを避けるために、患者さん宅に駆けつけて、明らかに亡くなっている患者さんの目にペンライトの光を当て、ピクリとも動かない胸に聴診器を当てて、死の三徴候を確認します。そして、時計で時間を確認し、おもむろに、「何時何分、ご臨終を確認しました」と告げるのです。

白々しいことこの上ないですが、こうすれば、診察してから死亡を確認したという体裁になり、警察への連絡をせずにすみます。手続き上、人は医者が死亡を確認するまで生き**ている**と見なされるのです。

事故や災害などで心肺停止状態になった人が、病院に運ばれ、何時間後に死亡が確認されましたなどという報道がありますが、そのタイムラグは、たいてい病院で懸命の蘇生処置を行っている時間です。いろいろやってみたけれどダメでしたというとき、死亡確認が行われ、はじめて手続き上、その人は死んだことになります。しかし、生き物としての実際の死は、心肺停止になったときであると考えるべきです。

三番目の死は法律上の死です。いわゆる「脳死」。日本でも二〇一〇年に臓器移植法が改正され、法律的には脳死が人の死と認められるようになりました。

脳死とは、脳幹を含む全脳死のことです。脳幹は呼吸や心拍など、生命維持をコントロールする部位で、ここが死ぬと、どんな蘇生処置をしても生き返ることはありません。テレビ番組や週刊誌の記事などで、脳死からよみがえったなどと紹介されることもありますが、それはそもそも脳死の判定がまちがっているケースがほとんどです。

脳死とよく混同されるのが、「植物状態」です。以前は、「植物人間」などと称されていましたが、それは人権上の配慮に欠けるということで改められました。

植物状態では、大脳は死んでいるから意識はありませんが、脳幹が生きているので、自発呼吸ができます。だから、水と栄養さえ与えると生きられるということで、植物と同じ状態と考えられるわけです。

## 脳死のダブルスタンダード

脳死になっても、人工呼吸をしていると、しばらく心臓は動き続けます。だから、心臓を含む臓器移植が可能となるのです。

そもそも、脳死という無理くりの概念が捻り出されたのは、臓器移植が可能になったからです。心臓移植では、生きている心臓を移植しなければなりません。死体から取った心臓を移植しても動かないからです。しかし、生きている心臓を取り出せば、ドナーは死ぬので殺人になる。ですから、心臓移植では、心臓は生きているが、ドナーは死んでいるという、自然ではあり得ない状況が必要だったのです。

そこであみ出されたのが脳死です。脳死は人の死と定義され、死んでいるのだから心臓を取り出しても殺人にはならないというのが、法律上の解釈です。

しかし、脳死の患者さんは、人工呼吸器をつけているとはいえ、胸は動いているし、身体も温かい。当然、心臓も動いている。あまつさえ、心臓を摘出するときには全身麻酔をかけるのです。死体に麻酔？　ほんとうに死んでいるのかという疑問が湧くのは当然でしょう。

ここに脳死に関するダブルスタンダードが発生します。

仮に、あなたが五歳の息子（または娘、孫等）をプールに連れて行ったとき、ちょっと目を離した隙に姿が見えなくなり、プールの底に沈んでいるのを発見されたとします。心肺停止だけれど、蘇生処置を施すと心拍が再開した。手押しバッグの補助呼吸から、病院で人工呼吸器がつけられ、集中治療室に収容される。しかし、意識はもどらず、六時間の間隔を空けた二回の判定で、脳死と診断される。

そのとき、あなたは子どもの心臓を、臓器移植のために提供できるでしょうか。

今朝まで元気に遊んでいた子どもが、夕方には臓器の提供を迫られるのです。これだけ医療が進んでいるのに、もう少し何とか治療を尽くしてもらえないか。せめて心臓が止まるまで、あきらめないで治療を続けてくれないか。そう思って、脳死を否定したくなるのが人情でしょう。

さて、ここで反対の立場を考えてみてください。

五歳の息子（娘、孫等）が、どうもこのごろ元気がない。病院で詳しい検査を受けると、拡張型心筋症と診断された。心臓移植以外、救う手立てはない。移植を受ければ天寿をまっとうできるけれど、移植ができなければ余命は半年。そう言われたとき、あなたは移植を求めずにいられるでしょうか。どこかで溺れた子どもがいて、脳死と判定されたと聞けば、心臓を提供してほしいと思いませんか。

自分の子どもが、脳死になっても認めないけれど、心臓移植が必要になったら移植を望むというのは、ダブルスタンダードです。脳死になっても、心臓が止まるまで治療を求めるというのなら、移植が必要になっても、それを求めてはいけないし、移植が必要なときそれを求めるのなら、子どもが脳死になったときには心臓を提供しなければならない。それが成熟した判断というものでしょう。

厳しい選択かもしれませんが、ダブルスタンダードは身勝手であり、自分さえよければいいと言っているのも同じです。

このとき、冷静な判断を下すために役立つのが、正確な知識です。医療者の多くは、移植が必要になればそれを求める代わりに、脳死を受け入れる判断を下すでしょう。なぜなら、脳死が人の死であることは、理論上、経験上、実際上、十分に理解しているからです。

死の実際を見るなら、こういうレアケースも視野に入れる必要があるし、危機管理的には、最悪のケースや決断が困難な状況も、考えておく必要があります。それがいざというときの心の準備になるのですから。

# 第二章　さまざまな死のパターン

## はじめての看取り

大学を卒業したあと、私は外科の研修医になり、指導医について医師として第一歩を踏み出しました。

そんな私が、はじめて患者さんの死を看取ったのは、研修も後半に入ってからでした。場所はアルバイトに行っていた当直先の病院です。勤務していた大学病院では、あまり患者さんは亡くなりませんでした。それは大学病院が治癒の見込みのある患者さんにベッドを確保するため、死ぬとわかっている患者さんを積極的に受け入れないからです。

従って、研修医が患者さんを看取るのは、たいていアルバイト先の病院でということになります。どの研修医もそれまでは臨終に立ち会ったことなどないので、はじめて死を看取る経験をした者は、翌日、病棟に来てそのときのようすを興奮気味に語ったりします。看取りを経験すると、何となく医者として箔がついたような気がして、経験していない研修医より精神的に優位に立つのです。看取りの場数を踏めば踏むほど、興奮も収まり、人の死に対して余裕を持った態度が取れるようになります。

そのころ、私は週に二回、当直のアルバイトに行っていましたが、幸か不幸か、なかなか患者さんの死に巡り会いませんでした。だから、何となく肩身の狭い思いで、看取り経験者たちの話を指をくわえるようにして聞いていました。

　はじめて看取りをしたのは、臨時で頼まれて行った病院でした。特に申し送りもなかったので、気楽なつもりで当直室にいると、宵の口に電話がかかってきました。

「急変です」という看護師の声に私は緊張し、それでも先輩の教えや同僚の経験談をもとに、自分なりにシミュレーションをしつつ病室に向かいました。きちんと白衣のボタンを留め、看取りの〝儀式〟を思い浮かべつつ、集まっているであろう家族への対応に粗相がないよう気持ちを引き締めて、指示された病室をさがすと、そこは個室ではなく大部屋でした。

　どの病院でも、患者さんが亡くなるときは、少し前から個室に移ってもらいます。大部屋でとなりに患者さんがいるところで、看取りをするのは好ましくないからです。

　訝りながら、それでも深刻な面持ちで部屋に入ると、ベテランの看護師がベッドの横に控えていて、患者さんはすでに下顎呼吸になっていました。

「ご家族は？」と聞くと、看護師が黙って首を振ります。示されたカルテを見ると、医療保険は生活保護でした。

　患者さんの女性はがんの末期でしたが、まだ六十代半ばで、頬の赤いぽってりした顔の人でした。天然パーマらしい黒い髪の毛が、枕の左右に広がっていました。

「儀式は」と上目遣いに聞くと、看護師は「身寄りもないので」と小さく答えました。〝儀式〟

は家族の納得のためにするものですから、必要ないのです。それでもじっと見守ることに耐えられず、私は患者さんの胸に聴診器を当てました。雑音の交じった弱々しい呼吸音が途切れ途切れに聞こえ、心音はすでに途絶えていました。

最後の息はほどなく来ました。わずかに吸った空気を、あきらめたように細く吐いて、すべての動きが止まりました。

「確認してください」

看護師に言われて、私は瞳孔の散大と呼吸停止、心停止を確認し、時間を告げました。

「あとはやっておきますから」

そう言われて、当直室にもどりました。はじめての看取りは、ほかの研修医たちから聞いていたのとはまるでちがう印象でした。家族もおらず、〝儀式〟もなく、臨終は告げましたが、それを聞く人も看護師以外にいない。身寄りもなく、たった一人で、見も知らない若造の医者に看取られたあの患者さんの一生とは、どんなものだったのか。あまりに淋しい人生の終わりではないのか。

いろいろな思いが浮かび、その夜は安眠できませんでした。

## 悲惨な延命治療

外科での研修のあと、私は麻酔科で研修を受け、麻酔科医として大阪の病院に勤務したあと、ふたたび外科医にもどり、神戸の病院に赴任しました。

外科にもどって驚いたのは、先輩の医師たちが死にゆく患者さんをあまり熱心に治療しないことでした。

ある先輩が主治医だった患者さんは、手術後に重症になって、人工呼吸器をつけていましたが、徐々に肝機能が落ちてきました。すると、先輩は積極的な治療をしなくなったのです。肝機能が落ちても、血漿交換という治療法があります。まだ助かる手立てがあるのに、なぜベストを尽くさないのか。外科医としての経験の浅い私は、患者さんをみすみす死なせてしまう先輩に、義憤のようなものを感じました。

しばらくして、私自身の患者さんが、手術後、重症になりました。思い出すのもつらい経験ですが、その患者さんは七十代前半の女性で、病気は総胆管結石。悪性の病気ではありませんから、手術で死なすわけにはいかない患者さんです。

まだ外科医として一人前でなかった私は、外科部長の指導を受けながら、結石を取り出し、総胆管の出口を調える手術（乳頭形成術）を行いました。今から四十年近く前ですから、今とはやり方がちがいますが、手術操作に落ち度はなかったはずです。ところが、手術後に原因不明のけいれんが起こり、続いて肺炎を併発したのです。

もともと肥満と糖尿病、慢性気管支炎の基礎疾患があったので、手術前には痰を出す練習をしたり、呼吸機能を確認したりして準備をし、手術後も人工呼吸器をつけたまま術後管理をしていました。手術の翌日、肺炎を起こすと呼吸機能が急速に低下しましたが、それは人工呼吸を続けることで凌げます。抗生物質の多剤併用、ステロイドの投与、強心剤の点滴、中心静脈栄養、インシュリンでの血糖コントロール、去痰剤の投与、吸引など、できるかぎりの治療を試みました。それでも状況は改善せず、次第に腎機能も低下してきました。

治療方針を決めるカンファレンス（検討会）で報告すると、部長をはじめ、先輩の医師たちは眉をひそめ、むずかしい顔になっていました。治療の中止を勧める雰囲気でしたが、私は腎機能の低下を補うため、人工透析をしたいと副院長に直訴しました。副院長はいい顔をしませんでしたが、「君がそう言うならやってみろ」と、許可してくれました。

集中治療室のない病院だったので、透析はポータブルの透析器を病室に持ち込んで、長時間かけて血液を浄化しなければなりません。はじめると、一時的に血液中の老廃物の値が下がり、効果が見られました。しかし、肺炎は改善せず、全身状態も徐々に悪化し、やがて播種性血管内《はしゅせいけっかんない》凝固症候群《ぎょうこしょうこうぐん》（ＤＩＣ）という全身の出血傾向が出る状態になりました。いわゆる多臓器不全になったのです。

その段階でも、私は治療をあきらめず、ＤＩＣの治療はもちろん、人工呼吸、強心剤、人工透析に加え、輸血も開始しました。患者さんはずっと意識がなく、手足は浮腫で丸太のように膨れ、顔もむくんで手術前の面影を失い、まぶたはゴルフボールのように腫れ、高熱のため髪の毛や眉毛が抜けて、皮膚も黄疸で黄色から褐色、さらにはどす黒くなってきました。出血傾向で、鼻血、吐血、眼球出血、下血が続き、特に胃や腸からの出血による下血は、輸血で入れた分がそのまま出るような状況で、コールタールのような血便がおむつからあふれ、病室には耐えがたい臭気が充満しました。

それでも強心剤と人工呼吸のせいで心臓は止まらず、身体は膨れ上がって生きたまま腐っていくような状態になりました。家族はその間、ずっと不安と絶望に打ちひしがれていたと思います。

手術から二週間あまり、私はずっと病院に泊まり込み、夜中も寝ずに治療を続けましたが、患者さんを救うことはできませんでした。最初は患者さんを死なせまいと、懸命にはじめた術後管理でしたが、途中から先輩の医師たちが徹底的な治療をしない意味を、徐々に理解しはじめていました。医療はやりすぎると恐ろしいことになる。それを身をもって体験したのです。

## 延命治療はいらないと言う人へ

医療は、言い方は悪いですが、所詮は人間の営為です。神の所業ではありません。病気は自然の現象です。医療によって治る病気も増えましたが、すべての病気が治せるわけではありません。治る病気は治せばいいけれど、治らない病気を無理に治そうとすると、悲惨な状況になってしまいます。

これはひとえに医療の進歩が原因です。高度な医療がなかった時代は、死を受け入れざるを得ないので、人は比較的きれいに死んでいました。医療が進んで、死を押しとどめる治療ができたおかげで、助かる人も増えた代わりに、助からない場合は悲惨な延命治療になってしまう。

私が悲惨な延命治療をしてしまったのは、その実態を知らなかったからです。副院長が人工透析を許可してくれたのも、若い私に医療の現実を経験させるためだったのだと思います。

死を押しとどめる医療が、いかに悲惨な状況を作り出すかということが、徐々に世間に伝えられるようになって、無駄な延命治療に対する否定的な印象が広がりました。

よく、「私は延命治療を拒否します」という人がいますが、それで悲惨な状況が避けられると思っていたら大まちがいです。医者ははじめから無駄な延命治療はしません。治療をするのは、わずかでも助かる見込みがあるからです。やるだけやった結果、助からない場合に、悲惨な延命治療になるのです。

仮に、あなたが高齢になって、脳梗塞や心筋梗塞の発作を起こしたとき、あるいは誤嚥性肺炎《ごえんせいはいえん》（食べたものが気管に入って起こる肺炎）でも同じですが、そのまま自宅にいれば亡くなる可能性が大だけれど、病院に行って治療すれば、わずかだけれど助かる見込みがあると言われたとき、病院に行かないという選択ができますか。

少しでも助かる見込みがあるなら、病院で治療してほしいと思うのではないでしょうか。それで助かればいいですが、助からない場合が、悲惨な延命治療になるのです。

当たり前の話ですが、自宅にいれば悲惨な延命治療を受ける心配はありません。だから、ぜったいに悲惨な延命治療を受けたくないと言うのであれば、助かる見込みがあっても病院に行かない覚悟が必要です。

逆に、助かる見込みがあるのなら、病院で治療を受けたいと言う人は、悲惨な延命治療になるリスクを受け入れる必要があります。助かる見込みがあれば治療を受けたいけれど、悲惨な延命治療はぜったいにイヤというのは、両立しないのです。

厳しいことを言うようですが、そこまで考えておかないと、延命治療は受けたくないと言っていたのに、結果的に悲惨な状況になってしまう可能性が低くありません。

好ましい状況を実現するには、尊厳死しかありません。悲惨な状況になりかけたら、治療を中止して死なせる。それが尊厳死です。

現在、日本では気管チューブを抜く等の尊厳死は合法化されていません。水面下では行われているようですが、違法なので公にはできません。とは言え、患者さん本人と家族のためにすることですから、当然、許されてしかるべきだと思います。

しかし、実際に尊厳死をするとなると、家族も医療者も大変なストレスを感じます。いつ人工呼吸器をはずすか、いつ強心剤や中心静脈栄養をやめるのかを決めるのは、簡単なことではないからです。それによって一人の命が失われるわけですから、決断に迷うのは当然です。

日常で家族や自分の最期のことなど考えたこともないという人は、その場になってから慌て、戸惑い、うろたえることが多いです。そのときは専門家にお任せと思っていても、今はインフォームド・コンセントの時代ですから、患者さん側の意思を尊重するというのが医療者側のスタンスです。説明はしてくれますが、決めてはくれません。決定権は当事者に委ねられるのです。

尊厳死や治療の中止は、確実に本人のためになることですから、早まったり遅きに失したりしないためにも、ふだんから死に直面したときのことを、しっかりと考えておく必要があると思います（と、口で言うのは簡単ですが、実際にはいろいろむずかしい問題もあるでしょう。詳しくは第八章で改めて採り上げます）。

## 延命治療で助かることも

延命治療については、私はずっと否定的な意見でしたが、その思いが揺らぐ経験をしたので、そのことも書いておきます。

妻の叔母の夫（義理の叔父）が、延命治療で命拾いをしたのです。

義理の叔父は七十五歳のときに胃がんの診断を受け、妻の叔母から私に治療の方法の相談がありました。がんを完治させるためには手術が必要ですが、その場合は胃を全摘しなければならず、負担の大きな手術になります。義理の叔父は長年のヘビースモーカーだったので、慢性気管支炎の基礎疾患があり、全身麻酔の手術では術後肺炎で命を落とす危険もありました。また、手術が成功しても、消化吸収が不十分になって体力が落ちるし、がんが再発することもあり得ます。

手術をしなければ、がんを取り除くことはできませんが、今すぐ死ぬことはなく、上手に治療すれば二、三年は生きる見込みがありました。

どちらを選ぶか迷いましたが、私は手術をせずに抗がん剤も強いものは使わないようにして、穏やかにようすを見るのがよいのではと答えました。叔母もそれがいいと思うと同意しました。イチかバチかの治療に懸けるのではなく、ある程度、自然に任せるという選択です。義理の叔父もそれを受け入れ、入院せずに自宅での療養を続けることになりました。

その時点で叔母は夫の死を覚悟し、延命治療は受けないと決めました。ところが二年半後のある早朝、叔父が突然、吐血したため、叔母は動転して救急車を呼んでしまったのです。叔父は総合病院に運ばれ、集中治療室での治療がはじまりました。

連絡を受けた妻と私が病院に駆けつけると、心電計や酸素モニターを装着されて、叔父は人工呼吸器につながれ、延命治療のフルセット状態になっていました。

「あんなに延命治療は受けないと言っていたのに、救急車を呼んでしまって」と、叔母は悔やんでいましたが、急なことだったので致し方ないと慰めるしかありませんでした。

しばらくすると、集中治療室の部長が叔母と私を別室に呼んで、状況を説明してくれました。吐血は胃がんからの出血で、胃カメラで止血を試みたけれど、出血量が多くて止めることができなかった、今は止血剤を点滴で投与しているが、それで出血が収まる見込みはほとんどない、出血を補うために輸血をしているが、このままではキリがなく、貴重な輸血パックを使い続けるわけにもいかないので、あと三パックで終えることを了承してほしいことなどが告げられました。キツイことを言うなと驚きましたが、叔母は冷静に受けとめていました。前々からいざというときの覚悟ができていたのでしょう。

ベッドの横に行くと、叔父は鎮静剤が切れてきたのか、意識朦朧のまま起き上がろうとしました。叔母がそれを押さえ、「お父さん。お願いやから静かに寝といて」と、悲痛な声をあげました。私は困ったことになったなと思いました。このまま治療を続けると、叔父は死ぬに死ねないまま、悲惨な状況になりかねない。望むべくは、がんからの出血が勢いづいて、早めに命を終わらせてくれることだと、私は暗澹たる気持ちにならざるを得ませんでした。

ところが、叔父は翌日、意識がもどると自分で気管チューブを抜き、激しく咳き込んだものの、自力で呼吸をはじめたのです。点滴で投与された止血剤が、奇跡的に効いたようでした。それで叔父は徐々に元気を取りもどし、一般病棟に移ってからは、重湯から五分粥、全粥と食事も進み、ついには無事に退院したのです。

集中治療室の部長が、輸血はあと三パックでと言ったのは、救命の見込みなしと判断したからでしょう。にもかかわらず、ダメ元のように行われた治療で命が助かったのです。延命治療がうまくいくこともあるのだと、喜ぶと同時に大いに戸惑ったのも事実です。

しかし、これはもともと自分で気管チューブを抜くくらいの元気があった叔父だからこそのことかもしれません。けれども、吐血したとき、叔母が救急車を呼ばなければ、出血は止まらず、そのまま命を落としていた可能性も大です。思わず救急車を呼んでしまったことが、叔父の命を救ったのです。

因みに、叔父はその後、半年ほど生きて、二番目の孫の誕生も見ることができました。そして、最後は自宅で、七十八年の生涯を穏やかに閉じました。

## 江戸時代のような看取り

私は四十代の半ばから、在宅医療のクリニックに勤務して、患者さんを自宅や施設で診察する訪問診療に従事しました。

在宅医療は往診とよく似ていますが、この二つのちがいは定期的か臨時かということです。往診は症状があるときに臨時で行き、症状がなくなればそれで終わりますが、在宅医療は継続的な訪問で、症状がなくても診察に行きます。高齢だったり麻痺があったりで、医療機関に行けない患者さんが大半ですが、がんの末期で自宅で最期を迎えるために在宅医療を選ぶ患者さんもいます。

病院や外来で治療を受けている患者さんは、治りたいと思っていますから、当然のことながら治療にこだわります。しかし、がんはある時期を超えると、治療しないほうが生活の質（QOL＝Quality of Life）を保てるようになります。治療の副作用で苦しんだり、体力を落としたりして、せっかくの残り時間を有意義にすごせなかったり、場合によっては寿命を縮めてしまったりすることがあるからです。

治ることをあきらめていない患者さんは、この説明をなかなか受け入れてくれません。治療をしないということは、死に直結すると考え、医者から見捨てられたように感じるからでしょう。しかし、治ることにのみ執着して、人生の貴重な残り時間を無駄にしてきた患者さんを、私は若いころからイヤというほど見てきました。

　自宅で最期を迎えるために在宅医療を選んだ患者さんは、ある種、達観したところがありますから、病院で処方された抗がん剤などはやめたほうがいいと言えば、素直に応じてくれます。治療をやめることで、副作用で落ちていた食欲が回復し、食べる量が増えて、思いがけず一泊旅行に行けるまでになった人もいました。身体のだるさが消えたとか、よく眠れるようになったとかいう人もいます。今は抗がん剤の副作用も軽減していますから、ことさら治療を忌避する必要はありませんが、副作用で体力を損なうような場合は、やはり無理にしないほうがいいでしょう。

　治療をしなければがんは進行し、人生の最期の日が近づいてきます。本人はもちろん、家族にとってもはじめてのことが多いので、みなさん、不安になります。私は何度も死を看取っていますから、病院での死に比べて、在宅での死がいかに穏やかかつ自然かということを知っています。ですから、相手の状況を見ながら、死に向けての状況を徐々に説明して、不安を取り除くようにしていました。

　私が受け持ったTさんという肺がんの男性は、まだ六十代の後半でしたが、病院での治療があまりに効果がないので、最期を自宅で迎える決意をし、退院して抗がん剤の治療もすっぱり中止しました。

　奥さんはそこまで達観できないようで、あれこれ不安がったり、心配したりしていました。奥さんとしては、病院にいたほうが安心だったのでしょう。私は彼女の不安を取り除くため、在宅での看取りについて少しずつ説明しました。最期が近づくと、食欲がなくなり、次第に水分も摂らなくなりますが、それは自然な経過であること、点滴などすると却って血液が薄まり、内臓にも負担をかけること、酸素マスクなどもほとんど意味がないことなどです。

Tさんは自宅で自由気ままな時間をすごしていましたが、徐々に弱り、自宅にもどって一月半ほどで寝たきりになりました。そしてある夜、ついに意識を失って昏睡状態になりました。連絡を受けて駆けつけると、畳の間に敷かれた布団の上で、Tさんはすでに下顎呼吸になっていました。周囲には奥さんをはじめ、息子さんと娘さんの家族が集まり、心配そうに男性を見守っています。

私は奥さんに導かれて、Tさんの枕元に座りました。しかし、これと言ってすべきことはありません。形だけ脈を取り、胸に聴診器を当てましたが、いずれもパフォーマンスです。下顎呼吸は喘いでいるように見えますが、本人は意識がないので、苦痛がないことは、前もって奥さんには説明しておきました。そのことはほかの家族にも伝わっているようでした。

私は枕元から立ち、布団の足元に座り直しました。最後は家族がそばにいるべきだと思ったからです。Tさんの下顎呼吸が間遠になり、吸う息も徐々に浅くなりました。いよいよ最期が近づいていましたが、家族はみんなTさんの死を受け入れているようすで、悲しみの中にもそこはかとなく厳粛な空気が漂っていました。

私は医者としては何の働きもせず、ただその場に控えているだけです。Tさんは点滴も酸素マスクもなしで、自然な姿のまま布団に横たわっています。床の間があり、障子が立てられ、庭からかすかに秋の虫の声が聞こえていました。まるで江戸時代の看取りのようだなと、私はあきれながらも、これでいいと納得する気分でいました。

すると、奥さんがTさんを見ながら、しみじみとつぶやいたのです。

「家で最期を迎えると言われたとき、どうなることかと心配しましたけど、こんなに穏やかに逝けるなんて……」

いやいや、まだ逝ってませんよと思わず突っ込みかけましたが、黙って頭を下げました。

最後の息が洩れたあと、研修医時代の先輩の教えに従って、十分な時間を取ってから、Tさんの枕元に座り直し、瞳孔散大と、呼吸音、及び心音の停止を確認して、臨終を告げました。娘さんは涙を拭っていましたが、奥さんはじめ、家族はみなさん、落ち着いていました。

これが在宅での看取りです。もちろん、和室の布団の上ばかりでなく、洋室のベッドや施設のベッドの場合もあります。しかし、いずれも病院医療の手から離れていることには変わりありません。それがいかに穏やかで自然なものか。

白い壁に囲まれて、不可避な死に抵抗して、さまざまな医療機器が無駄なことをする病院の看取りより、はるかに好ましいことはだれの目にも明らかだと思います。

## 在宅での看取りの失敗例

しかし、在宅での看取りも常にうまくいくわけではありません。

失敗しないコツは、まず本人と家族に、前もって十分に納得してもらうことです。

がんの患者さんの場合は、自分の身体のことをある程度わかっているので、本人は病院でつらい検査や治療を受けるより、家で穏やかに亡くなりたいと思っている人が少なくありません。

しかし、家族は不安だったり、まだ病院での治療をあきらめきれなかったりで、気持ちが揺らいでいます。その状態で一方的に話を進めても十分な納得は得られません。患者さんの死をどの程度受け入れているのか、どこに不安があるのかを汲み取り、さらには病院での治療は効果が期待できないばかりか、本人を苦しめ、残された時間を無駄にする危険性が高いことを説明し、他方、自宅でなら自由に暮らせて、好きなものを食べられるし、いつ寝て、いつ起きてもいいし、ペットともすごせるし、検査や治療にビクビクしなくてもいいし、自分らしい時間がすごせますよと、在宅で最期を迎えることのメリットをお話しします。

ある程度、受け入れが進めば、次はいよいよ最期が近づいてきたときのことを説明します。イヤな話かもしれませんが、心の準備をしてもらわないと、患者さんの食欲がなくなると、どうしても点滴を求めたりするからです。最後の段階では、点滴は効果がないだけでなく、心臓と腎臓に負担をかけ、肺にも水が溜まり（つまり、緩やかな溺死と同じです）、徒《いたずら》に患者さんを苦しめるだけです。あらかじめそう説明しておくと、食欲がなくなっても、先生の言う通りですねと穏やかに見守ってくれます。

酸素マスクも同じで、死ぬ前にあんなものを口にかぶせられたらうっとうしいだけです。実際、ほとんど意味はなく、単に家族を安心させるためだけのパフォーマンスです。このあたりは、医療者にも誤解している人が少なくありません。

七十代半ばのMさんは、前立腺がんで入院治療を受けていましたが、大腿骨や骨盤への転移が悪化して、家で最期を迎えるため、退院してきました。私が在宅の主治医になり、医療用麻薬で痛みをコントロールしながら、奥さんには在宅での看取りについて説明しました。はじめは不安なようでしたが、徐々に現実を受け入れ、熱心にご主人の看病をするようになりました。

その後は順調に日々をすごしていましたが、いざ、最後の段階になって、誤嚥性肺炎を起こし、呼吸困難になりました。夜に連絡を受けて駆けつけると、Mさんは冷や汗をびっしょりかいて、全力疾走のあとのような荒い息を繰り返していました。呼吸音を確かめると、思わず聴診器をはずしたくなるほど強い湿性ラッセル音（痰の多いときに出る雑音）が聞こえました。

このまま下顎呼吸に移行して、臨終になる可能性もありましたが、Mさんの苦しみようを見ると、とてもそれまで待つことはできません。私ができることと言えば、強い鎮静剤を注射して、意識を取ることくらいです。しかし、苦痛が強すぎる場合、通常量の鎮静剤では意識が消えず、致死量に近い、あるいはそれ以上の鎮静剤を使う必要があるやもしれません。それは実質的には安楽死です。それをすべきか否か。

Mさん自身は朦朧状態で、とても本人の意思は確認できませんでした。そこで、家族に状況を説明して、決断してもらうことにしました。

Mさんはもともと奥さんと二人暮らしでしたが、このときは息子さんが駆けつけていました。奥さんには在宅での看取りのことを十分説明してあったのですが、息子さんとは初対面です。その息子さんがこう言ったのです。

「早く病院へ連れて行ってください」

息子さんとしては、当然の思いかもしれません。しかし、それは決して賢明な選択ではない。私はそのことを説明し、奥さんも止めようとしましたが、目の前で苦しむ父親を見ている息子さんは、聞く耳を持ちませんでした。

仕方なく救急車を呼び、Mさんを病院に運んでもらいました。

二週間後、奥さんからMさんが亡くなったという連絡がありました。私はせめて仏壇にお参りさせてもらおうと思い、Mさんの家を訪ねました。

奥さんによると、Mさんは病院到着後、肺炎の治療のために胸部X線写真やCTスキャンを撮られ、血液検査、点滴、喀痰吸引（口や鼻から吸引チューブを入れて喉の痰を取る処置）など受けたそうです。

「そっとしておいてほしかったんですけど、そうも言えなくて」

奥さんはやつれたようすでつぶやきました。瀕死のMさんを、レントゲン室に運んで検査台に寝かせたり、点滴の針を刺したり、ベッドの上で跳ねるようにむせる喀痰吸引を繰り返したり、やっているほうは医療でも、されているほうには拷問にも等しかったでしょう。

肺炎が少し軽快すると、Mさんはしきりに家に帰りたがり、奥さんも退院を求めましたが、病院は許可せず、また見舞いに来た親戚たちも、こんな状態で退院などさせられるわけがないと、奥さんを諌めたそうです。

「主人は酸素マスクをいやがって、朦朧としながらでも何度も取るんです。すると看護師さんが来て、元通りにして、主人が首を振ってもはずさせてくれませんでした。それがかわいそうで……」

むろん、病院も悪気があってしているわけではありません。救急車で病院に来て、何もしてくれるなというのは、病院から見れば論理矛盾です。来たからには治療せざるを得ず、治療するためには検査もしなければなりません。亡くなる危険性が高いとわかっていながら、退院させれば、あとで〝遠くの親戚〟が現れ、「患者を見捨てた。追い出した」等、何を言うかわからない。だから酷い処置をした病院も、一概に批判することはできません。

願わくは、あらかじめ息子さんにも先々のことを説明しておけばよかったと思いましたが、すべて後の祭りです。Mさんが病院で生き延びた二週間弱の日々には、いったいどんな意味があったのでしょうか。

## 望ましい看取り

Mさんは最後に病院に行ったので右のような結果になりましたが、在宅で私が看取った患者さんたちは、ほぼ例外なく穏やかな最期を迎えました。

それはやはり、最期を迎えることを受け入れ、無意味な医療行為をしないほうが、死にゆく当人のためであることを、事前に十分、理解していたからだと思われます。

死の直前には点滴も酸素マスクも効果がなく、むしろ当人の負担になるだけで、それをすることで当人が楽になったり、ましてや寿命が延びたりすることはあり得ないと、わかっているからこそ、静かに見送ることができるのです。

家族の多くは、死にゆく人に何かしてあげたい、少しでも死を押しとどめ、死の苦しみから救ってあげたいと思います。その気持ちはわかりますが、点滴や酸素マスクがその助けになるという根拠はどこにもありません。

有効な医療行為としては、痛みを抑える医療用麻薬の投与や、呼吸困難や耐えがたい怠さに苦しむときにする鎮静剤の投与があります。

モルヒネをはじめとする医療用麻薬の投与については、未だに誤解している人がいるようです。麻薬は恐い、麻薬中毒になったらどうするのかなどの心配ですが、死に向かいつつある人に麻薬中毒を心配するのはナンセンスですし、麻薬が恐いというのも単なるイメージにすぎません。

それでも、近所のだれそれは麻薬を使ったとたんに亡くなったなどと言う人もいますが、それは麻薬のせいで亡くなったのではなく、ぎりぎりまで麻薬を使わず、死ぬ直前になって使うから麻薬で亡くなったように思えるケースがほとんどです。

日本人には辛抱が好きな人が多く（最近の若い人は別かもしれませんが）、辛抱すれば何かいいことがあると思い込んでいる人もいて、がんの末期でも麻薬の使用をできるだけ我慢して、そのせいで逆に体力を失い、死期を早めるケースもあります。人生の最後の時間を、そんな根拠のない辛抱で無駄にするのは、ほんとうにもったいないと思います。

鎮静剤で苦痛を抑えるときには、Mさんのときのように、致死量に近いか、それ以上の投与が必要になることもあります。その場合はご家族に十分な説明をした上で、必要な量を投与することもあり得ると思います。実際に、目の前で死に瀕している患者さんが、激しい苦痛に苛まれているときに、建て前や理想論で手をこまねいているのは、医師としても人間としても、あまりに思いやりに欠けると思います。

大切な家族が亡くなるとき、何もしないで見守るのはたいへんつらいことでしょう。ましてや、命を縮めるような薬を投与するのはなおさらです。私が看取りをした患者さんの家族が、それを受け入れてくれたのは、事前にようすを見ながらできるだけていねいに説明しておいたからだと思います。最期を迎えるときは点滴などせず、乾いて死ぬのがいちばん楽そうなことだとか、がんの痛みにはできるだけ早く麻薬を使ったほうがいいとか、苦痛が強いときには、命を縮める危険を冒してでも、意識を取ってあげたほうがよいことなどです。

心の準備さえできていれば、穏やかな看取りができることは、まずまちがいありません。

## 在宅での看取りに対する不安とハードル

しかし、その心の準備がむずかしいと思う人も少なくないでしょう。

人を看取った経験などない人がほとんどでしょうから、最後までうまく世話ができるだろうかとか、途中で苦しんだりしないだろうかとか、思いがけないことが起きたらどうしようか等、さまざまな不安が湧くのは当然です。

そんな不安を解消するために、今は在宅医療の主治医や、訪問看護師、ケアマネジャー、ヘルパーなどがいます。それぞれ役割があって、主治医は治療方針を決めて、患者さんが亡くなれば死亡診断書を書き、訪問看護師は患者さんの容態をチェックして必要な医療処置をし、ケアマネジャーは介護プランの作成のほか、コーディネーターとして医療と介護の調整役をして、ヘルパーは介護面でのお手伝いをしてくれます。

心配なことや不安があれば、常にだれかに相談することができますし、突発事でも、医療・介護の両面でだれかが対応してくれます。

在宅医療をはじめるためには、かかりつけ医がいればその先生にお願いするか、別の医者を紹介してもらえばいいです。かかりつけ医がいない場合は、居住地の医師会に相談すれば、紹介してもらえます。

ケアマネジャーは居住地の役所の福祉課に相談するか、地域包括支援センターに問い合わせれば紹介してくれます。

お金のことも気になると思いますが、在宅医療は一割負担の場合、月額六千円から一万円程度、訪問看護は回数と時間によりますが、数千円から一万円前後と考えておけばいいでしょう。

私の十三年間の在宅医療の経験では、患者さんやご家族が取り乱すとか、慌てて救急車を呼ばなければならないようなことは、ほとんどありませんでした。妻の義理の叔父のときのように、吐血などすると困りますが、私が受け持った患者さんではそういうことはありませんでした。万一のことを考えすぎると、不安ばかりが増大して、在宅での看取りのハードルがどんどん高くなってしまいます。

かつて江戸時代とか、そこまで遡らなくても、昭和のはじめごろでも、多くの人が自宅で亡くなっていたはずです。かつてできていたことが、文明が進歩した今、逆にできなくなるというのはおかしいです。できない理由があるとすれば、不安と心配が増大しすぎたせいでしょう。私は自分の経験から、そんなに心配しなくても大丈夫と伝えたいのですが、うまく伝えることができないのがもどかしいです。

今は医療と介護の態勢が整っていますから、自宅での看取りは、ある程度の覚悟さえあれば、老老介護や独り暮らしの高齢者を含め、たいていの家で可能だと思います。

## 死を受け入れることの効用

この章の最後に、私事ながら私の父の最期を紹介したいと思います。

父は医者の不養生を地で行く人で、もともと麻酔科医でしたが、糖尿病でありながら、食事療法などはいっさいせず、七十歳で倒れたときには血糖値が七百を超えていました。

八十歳くらいまでは生きたいと思っていたようですが、その年齢を超えると、今度は無闇な長生きを恐れるようになりました。九十歳や百歳まで生きたら、苦しいだけの生活が待っていることを知っていたからです。

ですから、八十五歳で前立腺がんの診断を受けたときには、「これで長生きせんですむ」と喜び、治療を勧める医師に、「とんでもない」と断りました。

八十六歳のときに腰椎の圧迫骨折を起こし、食欲をなくして水分もほとんど摂らなくなりました。そして、見舞いに来た孫に、「あと、十日ほどで楽になるわ」と言い、自ら死を受け入れる気持ちになったようでした。父は入院はもちろん、検査や治療も無用と言い、「いい人生やったわ。みんな、ありがとう」と笑いながら、介護用のベッドで横になっていました。

そんな重症なら病院に連れて行くべきだと言う人もいるかもしれませんが、連れて行ったらただでさえ圧迫骨折で痛いのに、X線検査のために身体をあちこち向けさせられ、CTスキャンなども撮られて、「圧迫骨折です」とわかりきった診断名を告げられた上、結局、湿布と安静を指示されるだけです。それなら、はじめから家で湿布を貼って安静にしているほうがよほど合理的です。

父の場合は、本人をはじめ、家族全員が父の死を受け入れていたので、穏やかに看取れたのだと思います。冷たいと思われるかもしれませんが、父の年齢で気持ちが死に向いたなら、そのまま受け入れたほうがいいことを、家族のみんなが理解していました。

死を受け入れると、食事や水分を摂らないからと心配することもなく、血尿が出ても検査や治療の必要はなく、便秘が続いても浣腸さえしませんでした。褥瘡《じょくそう》（床ずれ）の予防もしませんし、寝たきりになる心配も不要です。苦痛があれば取り除く用意はしていましたが、安静にしているとそれもなかったので、ただ静かに父の最期を待っていました。

しかし皮肉なことに、いつ死んでもいいと思うと、かえって死はなかなか訪れてくれないようです。父の食欲不振の原因は、もともと圧迫骨折による痛みでしたから、日時がすぎると徐々に回復してきて、少しずつ食べるようになりました。とても命をつなげる量ではありませんでしたが、死を受け入れているので、「もう少し食べて」とか、「水分も摂って」などとは言いません。食べたいだけで終え、飲みたくなければ飲まずにすませて、必要なカロリーなどはいっさい考えませんでした。

私たち家族は、父に感謝し、父のおかげで幸せな生活ができたことを喜び、父もそのことに満足しているようでした。病室にしていた和室には、穏やかな空気が流れ、何の煩いもありません。父はガラス戸から庭を見て、「ああ、バラの花が輝いて見えるわ」と言いました。いわゆる〝末期の眼〟だなと思って見ると、私にもバラの花が輝いて見えました。父といっしょに見るバラは、これが最後だなと思ったからです。〝末期の眼〟は、死にゆく人だけが感じるものと思っていましたが、そうではないことをそのとき悟りました。

やがて徐々に弱ってきて、圧迫骨折から一年三ヵ月後、父は誤嚥性肺炎で八十七年の生涯を閉じました。自然に任せていたので、あまり苦しむことなく、発症から一日で亡くなりました（詳しい経緯は幻冬舎新書の『人間の死に方』に書きましたから、興味のある方はそちらをお読みください）。

死が近づいてきたとき、多くの人が不安や心配にとらわれ、病院で無益な治療にすがったり、厄介な検査を受けたりするのは、やはり死を拒否しているからでしょう。早すぎる死は困りますが、ある程度の年になれば、死を受け入れるほうが上手に死ねます。

そのためには、どこかで覚悟する必要があります。父が比較的、抵抗なくそれを受け入れたのは、医者という職業柄、超高齢になって生きることのつらさを熟知していたからでしょう。さらには仏教やタオイズム（道教）的な素養も影響していたかもしれません。

——足るを知る。

これが私が父から受け継いだ上手に死ぬための秘訣です。

# 第三章　海外の〝死〟見聞録

## 人生における偶然

長い人生のうちには、その後の生き方に大きな影響を与える偶然に出会うことがあるようです。私が海外に行くきっかけとなったのも、まさしくその偶然でした。

当時、私は三十代のはじめで、神戸の病院でがんの終末期医療に取り組んで、悪戦苦闘していました。

終末期医療に興味を持ったのは、若い外科医たちが助かる患者さんにばかり意識を向け、がんが再発した人や転移のある人、すなわち完治の見込みのない患者さんの治療に、熱心に取り組まないことへの反発からでした。

医者は患者さんの命を救ってナンボという側面がありますから、同僚や先輩たちが、助かる見込みのある患者さんにばかり熱意を傾ける気持ちはわかります。しかし、治らないと決まった患者さんにも、医療は必要なはずです。私はそういう患者さんにこそ向き合う必要性を感じて、終末期医療を学ぶ気持ちになったのです。

しかし、当時はターミナルケアという言葉も一般的ではなく、論文もほとんどなく、教科書や参考書もありませんでした。唯一、「日本死の臨床研究会」という組織があって、私はそこに入会し、シンポジウムなどを聴きに行きました。

終末期医療の目的は、ひとつには患者さんに死を受け入れてもらって、残りの時間をその人らしくすごしてもらうことにあります。しかし、患者さんは当然のことながら、病気を治してほしいと望んでいます。がんの告知もしていない時代ですから、死の受容はむずかしく、私は徐々に容態が悪化する患者さんに向き合いながら、苦しい日々を送っていました。

終末期の患者さんを受け持つと、いつ急変してポケットベルが鳴るかもしれず（スマホなどはない時代でした）、夜でも休日でも、家族とすごしていても、心の休まるときがありませんでした。無念の思いで亡くなっていく患者さんを看取りながら、私は自分の無力と、終末期医療の困難さに、ほとんどノイローゼになりかけていました。

そんなとき、医局のソファに座り、横に積んであった『日本医事新報』という雑誌のバックナンバーを何気なく手に取ると、たまたま開いたページに外務省が医務官を募集しているという記事が出ていたのです。ふだん、医師向けの雑誌などめったに読まないのに、なぜ手に取ったのかはわかりません。

以前から海外の生活に憧れる気持ちはありましたが、大学で博士課程も終えていない私には、医局からの留学など端から可能性がありません。海外生活など夢物語とあきらめかけていたときに、この記事を見つけたのです。三十三歳になる少し前のことでした。

## 外務省の医務官に転職

外務省の医務官というのは、海外の日本大使館に赴任して、大使館員や家族の診療、在留邦人への健康相談、現地の医療事情調査などをする仕事です。大使館に中学校の保健室を持ち込んだようなものと考えていただければいいでしょう。

外務省も大使館も、私にとってはまったく未知の世界でしたが、同じ人間がやっていることだし、医療はこちらが専門なのだからと、大して気負うこともなく応募しました。幸い、欠員状態だったのでスムーズに採用され、最初の任地としてサウジアラビアが提示されました。

サウジアラビアについては、世界一の産油国（当時）で、イスラム教の発祥の地であり、広大な砂漠と灼熱の太陽、男性は今もアラビア服を着ていて、女性は黒いベールで全身を覆っているというくらいの予備知識しかありませんでした。

とにかく行けば何とかなるだろうと、まずは単身で赴任し、ようすを見てから三ヵ月後に家族を呼び寄せました。首都のリヤドは〝砂漠にドルを敷き詰めた街〟と称されるほど、オイルマネーで豪華に施設され、道路は片道四車線、個人の住居は宮殿並みの豪邸で、巨大なショッピングセンターやスーパーが何軒もあって、食料も生活用品も、イスラム教で禁じられているアルコールと豚肉以外は何でもあるという豊かさでした。

しかし、昼間の気温は日向で摂氏五十度を超え、湿度も一桁の乾燥で、サラーと呼ばれる一日五回の祈りの時間には、レストランはじめすべての店が閉められ、女性は外国人も車の運転を禁じられ、外出時はアバヤという黒いベールで顔以外の全身を覆わなければならないなどの厳しい決まりもありました。

## サウジアラビア人外科部長との対話

現地の医療事情の調査で王立病院を訪問したとき、白いアラビア服の上に白衣を羽織った外科部長が、院内を案内してくれました。聴診器を首にかけているので医師とわかりますが、頭にはゴトラという赤い豆絞りの布をかぶり、黒い二重の輪っかで押さえているので、日本の医師とはずいぶんイメージがちがいます。

サウジアラビアの病院は、オイルマネーの恩恵で、建物も設備も超・近代的で、日本の大学病院にも引けを取らない充実ぶりでした。手術室や集中治療室なども立派で、ここなら緊急の患者が出ても任せられると感じました。

私は海外の終末期医療にも興味を持っていたので、一通りの調査を終えたあと、自己紹介がてら話を聞かせてもらうようにしていました。

院内の案内が終わって別れる間際に、外科部長が「おまえはどうして大使館なんかで働いているんだ」と聞いたので、「日本では外科医をしていましたが、がんの終末期医療に疲れて、現場から逃げ出してきたのです」と、正直に答えました。

　すると、外科部長は深くうなずき、「サウジアラビアでもがんの末期患者の治療には苦慮している」と言いました。がん告知の問題、抗がん剤の副作用、手術による合併症や延命治療の弊害など、サウジアラビアと日本は自然も文化もまるで異なるのに、がん患者への治療のむずかしさは同じなのです。私はアラビア服姿の外科部長に親しみと共感を覚え、拙い英語でこう言いました。

「がんの治療は、ある時点を超えたら何もしないほうがいい状況になるのに、患者さんは最後の最後まで治療を求めてきますよね。そんなとき、医者は何と言えばいいのでしょう」

　すると、外科部長は自信満々のようすで答えました。

「そういうときはこう言えばいい。死を恐れるな。アッラーが永遠の魂を保証してくれる、とな」

　それまでの親しみは一挙に霧散し、まるで『十戒』でモーセが断ち割った紅海ほどの隔絶を感じてしまいました。宗教のある国は強いなと、彼我の差に愕然とした次第です。

## イエメンの死の悼み方

医務官は世界中の日本大使館に配置されているわけではないので、医務官のいない大使館や総領事館には、定期的に巡回健診を行っていました。私がサウジアラビアに赴任した一九八八年当時、担当していたのは北イエメン、南イエメン（現在は統一されています）と、ジェッダの総領事館です。

南イエメンの首都アデンに進出していた日本企業の所長に聞いた話ですが、雇っていた五十代のイエメン人の技師が、ある日の午後、心臓発作で急死したそうです。救急車を呼んだけれど、その場で死亡が確認され、遺体は自宅に運ばれました。

所長は技師が亡くなった場所で、花束を用意して待っていたそうです。妻や息子が、技師が倒れたときのことを聞きに来るだろうと思ったからです。ところが、日が暮れてもだれも来ません。おかしいと思い、スタッフに問い合わさせると、遺体はすでに埋葬され、遺族は葬儀も終えたと知らされました。

亡くなった技師は、発作を起こすまでは身体の不調は訴えなかったそうです。つまり、その日の朝、父であり夫である技師を、家族はいつもの通り家から送り出したのです。それが突然、亡くなってしまった。日本人なら、驚き、悲しみ、亡くなったときのことを詳しく知るために、状況を知る人に話を聞こうとするでしょう。大事な家族の死を受け入れるために、仮通夜をし、通夜をし、告別式をして、長い時間をかけてからようやく火葬場に運ぶ。

ところが、イエメンの人は思いがけず亡くなった親族を、その日のうちに埋葬したのです。

「やっぱり日本人とはちがいますわ」と、所長は感慨深げに話してくれました。

石油の出ない南イエメンは貧しく、海辺のアデンは高温多湿のため、遺体の保存がむずかしいという状況もあったのかもしれません。しかし、イスラム教では亡くなるとすぐに埋葬するのが通例のようです。サウジアラビアの第三代ファイサル国王が暗殺されたときも、突然の訃報にもかかわらず、すぐに埋葬するというので、各国の首脳が慌てて弔問に向かったという話も聞きました。

## ウィーン「死の肖像展」

サウジアラビアの次に赴任したのは、オーストリアのウィーンでした。医務官は基本的には医療事情の悪い途上国に配置されていますが、広域担当として、ロンドン、パリ、ワシントンなどの先進国にもポストがありました。ウィーンもその一つで、東欧六ヵ国から患者さんを受け入れる任務を負っていました。

私が赴任した一九九〇年代のはじめは、ベルリンの壁は崩壊したとはいえ、東欧諸国はまだまだ社会主義国の影響が残っていて、現地の病院では十分な医療が受けられませんでした。しかし、日本まで帰るのは遠いので、ウィーンの病院で治療をというときに、案内兼通訳をするのが広域担当の仕事です（対応するのは残念ながら、大使館員とその家族、及び政府関係者だけです。一般の在留邦人や旅行者は、重症と緊急のときのみしか対応できません）。

ウィーンは音楽の都で、国立オペラ座や楽友協会をはじめ、ウィーンフィルやその他のオーケストラが素晴らしい演奏を聞かせてくれます。そんな本格的な演奏ばかりでなく、公園を散策すれば音楽学生の練習が聞こえ、路上でもセミプロの音楽家が見事な演奏を披露していました。

美術や建築、文学、演劇にも歴史があり、さながら街中に芸術があふれているという感じです。というようなことは、一般の旅行書などでも紹介されていますが、ほとんど触れられていないウィーンの特徴は、街全体が死を拒んでいないということです。人間が死ぬのは当たり前、死は忌み嫌うばかりでなく、興味の対象とも捉えられていたようです。

私が在勤中にも、ウィーンの市立博物館で、「死の肖像展」というのが開催されました。死に関するあらゆるものが集められているのですが、入り口を入ると、まず正面の壁に九十個ほどのデスマスクが展示してありました。ベートーヴェン、ハイドン、ヨハン・シュトラウスにグスタフ・マーラーをはじめ、クリムトやエゴン・シーレもありました。

ベートーヴェンは深刻な顔の石膏像が有名ですが、あれはデスマスクではなく、ライフマスク（生きているうちに取った顔型）です。彼は肝硬変で亡くなっていますから、デスマスクは頬がこけ、目は落ちくぼみ、薄く開いた口には歯がのぞいていました。解剖の所見ではかなりの量の腹水もあったとのことですから、きっと黄疸もあったでしょう。

ヨハン・シュトラウスは、ウィーンの市立公園で颯爽とヴァイオリンを奏でている金色のブロンズ像が有名ですが、肖像画ではピンと張った髭が、デスマスクではしょぼしょぼと垂れ、顔は全体的に浮腫《むく》んで、とてもあの優雅なウィンナー・ワルツの作曲家とも思えない風貌でした。

胸元から象られたマーラーに至っては、やせ衰えた首を捻じり、切ないポーズで息絶えた状態が写され、思わず眉をひそめさせられました。

デスマスクはリアルな死に顔ですから、九十個ほどのそれぞれが、死の直後の無力さをたたえていて、不気味な静けさを感じさせました。どんな偉人も有名人も、死んだらこんな顔になるのかと、死の平等性を強く印象づけられたものです。

## 死に親しむ街ウィーン

「死の肖像展」では、ほかにハプスブルク家の皇帝や親族の棺に掛けられた豪勢な織物や、「死の舞踏」と呼ばれる骸骨の群舞画、死をテーマにした現代美術の作品などが展示されていました。

観光案内の本に出ている名所でも、死にまつわる場所はたくさんあります。

まずは「葬儀博物館」。葬儀に関わるあらゆるものが展示されていて、さまざまな棺桶を見るだけでも退屈しません。たとえば、早すぎる埋葬を恐れた人が、埋葬後に息を吹き返したとき、地上に報《しら》せるためのベルを取り付けた柩とか、逆に、遺体が息を吹き返したときに、とどめを刺すために槍で遺体を突く管をつけた柩などです（よほどよみがえってほしくない人を入れたのでしょう）。

アカデミー賞を受賞した映画『アマデウス』にも登場した使いまわし用の柩もありました。遺体を墓地まで運んだあと、フックをはずすと柩の背板が開くようになっていて、遺体を墓穴に落としたあと、柩は持って帰って次の人に使う仕組みです。映画では頭陀袋に入れたモーツァルトの遺体を収めた柩を、人夫が巨大な墓穴の前で持ち上げると、足もとの蓋が開いて遺体が滑り落ちるタイプの柩でしたが、展示されていたのは背板が開くタイプでした。

葬儀の次は「病理・解剖学博物館」。ここにはさまざまな病気で亡くなった人の臓器の標本が、精巧な蠟細工で再現されて展示されています。「愚者の塔《ナーレントゥルム》」と呼ばれる円筒形の建物で、かつての精神科病院だった施設です。各部屋を順にまわるのですが、最初の部屋が「性病」の展示で、グロテスクに変形した外性器から、梅毒による軟骨炎で鼻がなくなってしまった女性の顔など、気の弱い人にはとても勧められないところです。

同じ解剖に関わる博物館でも、「ヨゼフィーヌム医学史博物館」には、皇帝ヨーゼフ二世がイタリアの解剖職人に依頼して作成した蠟人形が展示されています。

こちらはグロテスクというより優美という表現がぴったりの展示物で、たとえば「横たわるヴィーナス」と呼ばれる蠟人形は、全裸の若い女性が夢見るような表情で横たわりながら、胸から腹部まで内臓が露出しています（髪は腰まで届く金髪、首には真珠のネックレス）。ほかにも、全身の筋肉を再現した蠟人形や、血管とリンパ管を再現した蠟人形も、なぜか踊るようなポーズや、天に腕を差し上げるような姿勢を取っていたりします。解剖学を勉強するための標本が、無味乾燥に横たわるのではなく、活き活きとした仕草で作られているところに、死を拒絶しない遊び心が感じられます。

葬儀と解剖が終わると埋葬ですが、高貴な方の埋葬は簡単ではありません。ハプスブルク家の皇帝、王妃たちは、心臓は銀の壺に入れてアウグスティーナ教会に納められ、内臓はシュテファン大聖堂の地下に保管され、遺体はカプツィーナ教会の地下にある納骨堂に安置されるという具合です（いずれもウィーン市内の教会）。

カプツィーナ教会の納骨堂には、女帝マリア・テレジアや息子のヨーゼフ二世、悲劇の皇女エリザベートなどの柩を見ることができますが、マリア・テレジアの青銅製の柩は、夫君のロートリンゲン公とのダブルの柩で、周囲には天使やら女神やら草花が飾られ、満艦飾の豪華さです。その前に置かれたヨーゼフ二世の柩は、対照的に何の装飾もない簡素な木製です。理由は、当時、派手になりすぎた葬儀を抑えるため、葬儀簡素令を出した本人だからです。いわゆる率先垂範ですね（おかげでモーツァルトは『アマデウス』の映画の通り、使いまわしの棺桶で共同墓地に葬られ、たしかな埋葬場所がわからなくなってしまいました）。

一般の人も、ふつうに埋葬されたわけではありません。ウィーンの聖ミヒャエル教会の地下には、広いカタコンベ（地下墓所）があって、当時の服装のままの市民が、ミイラになってこれでもかというほど並んでいます。しかも、柩は寝かされているのではなく、壁に立てかけられています。中に一人だけ、臨月に近い妊婦だけが裸体で納められ、何とも言えない哀愁をそそります。私がこのカタコンベのガイドツアーに参加したとき、たまたま参加者が私一人だったので、迫力満点でした。陰気な感じの案内人の説明を聞きながら、一刻も早く地上の明るい世界にもどりたいと思ったものでした。

そんな恐ろしげな墓は別として、ふつうの墓地はまるで公園のように美しい緑に囲まれ、花も咲き乱れて、昼休みなどよく散歩に訪れました。ウィーンの墓地には有名人が多く埋葬され、私が住んでいたアパートのすぐ近くにも、マーラーと妻のアルマの墓がありました（夫婦なのに墓は別々で、しかも背中合わせの向きでした）。

有名人の墓と言えば、ウィーン中央墓地が有名で、ここにはベートーヴェン、ブラームス、シューベルト、ヨハン・シュトラウスなど、音楽史に燦然と名を刻む作曲家の墓碑が集められています。敷地は二・四平方キロメートルという広さで、一般市民を含め、約三百万人が葬られているとのことです。

長々と書きましたが、ウィーンに住んでいると、このように死にまつわる場所があちこちにあって、死がタブーでないことが感じられます。

外務省をやめてから、プライベートでウィーンを訪ねたとき、クリスタルで有名なスワロフスキーの本店の玄関の上に、クリスタル製の巨大なドクロが飾られていて驚きました。店内にも色ちがいの拳大のドクロの置物が売られていました。やっぱりウィーンは死を嫌っていないのだなと思った次第です。

## オーストリアのがん告知

ウィーンでは役目柄、日本人の患者さんを受け入れるために、市内の病院の状況を調べ、あらかじめ各科の信頼できる専門医と関係をつないでおく必要がありました。

ある程度、親しくなると、私はオーストリアの終末期医療について話を聞きました。医療の先進国であるオーストリアでも日本の状況とさほどのちがいはありませんでしたが、大いに異なったのは、患者さんへのがん告知でした。

今でこそ日本でも告知はふつうに行われますが、当時はまだまだがん告知はタブーでした。そのことを話すと、どの専門医も一様に理解できないという顔をしました。

曰く、「がんかどうか調べるために検査を受けるのに、がんだとわかったとき、患者に報せないのなら、検査をする意味がない」「がんの診断を患者に伝えないのは、医師としての義務に反する」「告知をしないことは、患者の不利益につながる」等々です。考えれば、もっともなことです。

私は、「がんは死に直結するイメージがあるので、ショックを与えないため、ウソの病名でごまかすのです」と言おうかと思いましたが、さすがに恥ずかしくて口にすることはできませんでした。代わりに、「がんの告知で悲観して、自殺する患者さんはいませんか」と訊ねると、「そうならないよう、しっかりと説明をする」との答えです。

「進行がんで治癒の見込みがないときもですか」と聞くと、「もちろんそうだ」と。事実を隠さず、ありのままを受け入れる強さが、医師の側にも患者さんの側にもあるのだなと感じました。

結果が悪いときに事実を告げないのなら、検査をする意味がないというのは、合理的な判断です。日本人は合理性より、感情を重んじるようです。それを改めて感じたのは、人間ドックのことです。

今はどうか知りませんが、私が在勤していたときは、ウィーンに人間ドックをする施設がありませんでした。あるとき、プライベート・クリニック（と言っても大きな病院です）の事務長が大使館の医務室を訪ねてきて、「日本には人間ドックというシステムがあるらしいが、どんな検査をするのか、そのメニューを教えてくれ」と言ってきました。オーストリアでもいよいよ人間ドックがはじまるのかと思って聞くと、そうではなくて、オーストリアや東欧に住む日本人のためのコースなのだと、その事務長は満面の笑みで教えてくれました。

「日本人はほんとうにありがたいお客だよ。何しろ、どこも悪くないのに検査を受けてくれるんだから」

欧米人の合理性では、検査はどこかが悪いから受けると理解されているのです。どこも悪くないのに検査を受けて、どこも悪くないと判定されるのは当たり前、検査の無駄ということです。人間ドックを受ける日本人は、症状が出てからでは手遅れになる危険性があると思っているのでしょう。心配や不安はキリがないし、いくら熱心に人間ドックを受けていても、調べない臓器や病気もあるので、百パーセント安心というわけにはいきません。それでも人間ドックを受ける人が多いのは、やはり合理性より心配という感情を優先する人が多いからでしょう。

## 後進性ゆえに進んでいたハンガリーの終末期医療

ウィーンに在勤中、ブダペストの日本大使館からある日、相談が持ち込まれました。某参事官の秘書をしているハンガリー人の女性が肺がんになったので、日本で治療を受けさせられないかというのです。参事官は有能な秘書を労うために、何とかしてやりたいと思ったようでした。しかし、送られてきた胸部のX線写真を見ると、がんはすでに両側の肺に広がっていたので、残念ながら日本で治療しても治癒させることはむずかしいと答えざるを得ませんでした。

電話で伝えると、参事官はがっかりして、ハンガリーの医療事情の悪さを言い募りました。進行したがんの患者は、治療せずに家に帰らせるというのです。

「治療の余地がないからと、患者を見捨てて病院から追い出すんですよ。日本では考えられないでしょう」

私が返答に困っていると、参事官は続けてこう言いました。

「家に帰らせたあとは、痛みが出たときだけ、医者がモルヒネの注射をしに行くそうです。それで不思議なことに、患者はあまり苦しまずに亡くなるみたいです」

別に不思議でも何でもありません。がんはある段階を超えると、副作用の強い治療をするより、痛みなどを抑える対症療法だけにしたほうが、患者さんの生活の質を保ちやすいからです。

当時のハンガリーは、民主化からまだ間もなく、医療も停滞気味でした。だから、病院でも高度ながん治療ができず、患者さんを自宅に帰らせていたのです。しかし、それって今日本で注目されている在宅医療、在宅での看取りそのものではありませんか。

医療が進みすぎて、患者さんにつらい検査や治療を受けさせ、それが無駄だとわかって緩和治療や待機療法を取り入れた日本の医療を、ハンガリーは遅れていたからこそ先取りしていたことになります。

## 「死を受け入れやすい国民性」パプアニューギニア

オーストリアの次に赴任したのは、赤道にも近いパプアニューギニアでした。

オーストラリアの北にあるカメのような形の島の東半分。七百ほどの部族がそれぞれちがう言葉を話す世界有数の言語密集地です。

ウィーンとは比べものにならない生活環境なので、家族はいったん日本に返し、ようすを見て半年後に呼び寄せました。

私が赴任した一九九〇年代の半ばは、首都のポートモレスビーでさえ裸足で歩く人が多く、ラスカルと呼ばれるギャングが横行していて、夜間外出禁止令が出ていたり、夜中に銃声が聞こえたりという物騒な状況でもありました。

その代わり、人々の暮らしはのんびりして、町中でおいしいパパイヤの実が穫れたり、昼間から何もせずに座っている人たちがいたり、ブアイと呼ばれるビンロウジュの実を噛んで、口を真っ赤にしている人がいたりしました（ビンロウジュの実には覚醒作用があり、石灰を混ぜて噛むと鮮やかな朱色に変色します）。

現地の医療事情を調査するため、保健省に問い合わせると、事務次官が直々に会ってくれることになりました。私の肩書は一等書記官でしたから、先進国ではあり得ない厚遇です。彼《か》の国はそれだけ日本を重視してくれていたのでしょう。

面会に応じてくれたテム次官は、四十代の若い医師で、シドニーの大学で医学を学んだインテリでした。物腰も控えめで、しゃべり方も洗練されていました。

一通りパプアニューギニアの医療体制などを聞いたあと、例によってがんの終末期医療について訊ねると、テム次官はかすかな苦笑を浮かべて答えてくれました。

「我が国では、がんで亡くなる患者はそれほど多くはない。死因の上位は肺炎とマラリアです」

当時、パプアニューギニアは平均寿命が五十歳代後半で、首都でさえ病院は「総合病院」が一つあるだけでしたから、日本の状況とはかなりちがって当然でした。

「でも、がんで亡くなる人もいるでしょう。そういう人にはどんな治療をするのですか」

私が聞くと、テム次官は穏やかに答えました。

「がんと診断された患者は、入院せずに故郷の村に帰ります。そこで人生の最後の時間を家族とともにすごすのです」

「日本とかオーストラリアに行って、治療を受けようとする人はいないのですか」

「先進国に行けば、進んだ治療が受けられることは、みんな知っています。テレビがありますからね。しかし、外国で治療を受けるというのは、経済的にも手続き的にも、自分たちの選択肢ではないことを、みんなわかっているのです」

「でも命がかかっていることでしょう。進んだ治療を受ければ、助かる見込みがあるじゃないですか」

まだ若かった私は、みすみす治療を放棄するような判断が理解できませんでした。

すると、テム次官はこう言ったのです。

「我々は比較的、死を受け入れやすい国民性なのです」

その答えに私は衝撃を受け、ただ感心するばかりでした。どうやったらそんなふうに達観できるのか。日本人はわずかでも助かる見込みがあれば、全力でその治療にすがるのではないか。シドニーで医学教育を受けたテム次官には、パプアニューギニアの医療の遅れが十分にわかっていたはずです。しかし、彼の答えは、その問題を改善するより、現状を受け入れることに傾いているように感じられました。

## 進んだ医療がもたらす不安

医療と医学は、人々の病気の不安を解消するために進歩するものではないでしょうか。イエメンでも感じたことですが、パプアニューギニアでも、現地の人は日本人よりはるかに不安を感じずに生活しているように見えました。

現地の日本人は、衛生状態や医療状況が不安で、病気になったらどうしよう、マラリアなどの風土病に罹《かか》ったらどうなるのかと、常に緊張した顔付きをしていました。外国人の医者にも不信感があるようで、日本人の医者（私）は、「いてくれるだけで安心」というお守りのような存在でもありました。

しかし、マラリアなどは、現地の医者のほうがよほど詳しいので、今だから言えることですが、私は密かに現地で開業しているオーストラリア人や中国人の医者に検査や治療の方法を教えてもらっていました。

日本人が恐れるマラリアも、現地の人間は風邪に毛の生えたものくらいにしか感じていません。死ぬ危険性があるのはもちろん承知していますが、死ぬ原因はほかにも肺炎や下痢、破傷風などがあり、ポートモレスビーでは交通事故も多いし、地方ではワニに襲われるとか、ヤシの木から落ちるとか、病気以外にもいろいろあるので、特にマラリアを恐れるということもないようでした。

奥地の村へ行けば、血圧を計ったこともなく、心電図も知らず、がん検診など受けたこともない人ばかりです。だから、高血圧を気にする人もいないし、不整脈を心配したり、がんノイローゼになったりする人もいません。高齢者を無闇に長生きさせることもないので、寝たきりの介護が長引いたり、認知症の人が長期間、家族を困らせたりすることもないようです。

日本を含む先進国は、医療と医学が進んだせいで、発がん物質や放射線の危険、認知症やうつ病の心配などが人々を悩ませ、自分の健康状態を常に把握しておかなければ、いつ手遅れの病気になるかしれないという不安を押しつけられています。健康で長生きを求める人のニーズに応え、テレビや新聞、週刊誌には玉石混淆の医療方法が横溢し、あれをしろ、これをするなと人々を振りまわしているのではないでしょうか。

パプアニューギニアは現在でも平均寿命が六十五歳前後ですから、そのまま彼の国の生活状況がよいとは言えませんが、先進国では医療が進めば進むほど不安も増えるというのは、逆説的なことだと思います。

## 呪術医が知る死に時

医療が十分に行き渡っていないパプアニューギニアの地方では、ウィッチドクターと呼ばれる呪術医が現場の医療を担っていました。

ウィッチドクターの治療は、まずその病気がブラックマジックによるものかどうかを見分けることからはじまります。ブラックマジックは広く信じられていて、人を呪い殺したり、病気にさせたり、あるいは惚れさせたりもしていました。

そんなことを言うと、やはり後進国だと思うかもしれませんが、だれかが破傷風になったとき、原因が破傷風菌であることを知らずに、ブラックマジックだと決めつけるなら無知だとも言えるでしょう。しかし、彼らは破傷風菌の存在を知った上で、そう言うのです。すなわち、破傷風菌のいるような場所に相手を行かせ、そこで怪我をさせるように仕向けたのがブラックマジックだというわけです。

我々だって得体の知れない何かに操られているかのように、行動することもあるでしょう。フロイトはそれを無意識だと言い、ドーキンスは利己的遺伝子だと言い、多くの人は単に〝偶然〟と呼んでいるだけではないでしょうか。

私は呪術医療に興味があったので、地方で活動する海外青年協力隊の隊員に頼んで、ウィッチドクターの治療を見学させてもらいました。

患者は打撲による肘の痛みがずっと取れない青年で、奥地の村にいるナンバーワン・ドクター（最高の名医）の治療を受けることになりました。ウィッチドクターにはいろいろな流派（？）があり、ニワトリの血で占ったり、火で診断したりするらしいですが、そのドクターは水に診断を訊ねる方法でした。

禿頭に白髪髭で、飴色の皮膚に深い皺が刻まれたドクターは、青年の肘を診察したあと、先祖伝来というセッケンほどの木片を取り出し、その上にカップに入れた水を載せ、手振りを加えて水と対話していました。

幸い、痛みの原因はブラックマジックによるものではなく、悪い血が溜まっているせいだから、それを吸い出せばよいとの診断でした。ドクターは青年の肘に口を当て、ムムムーッと強烈に皮膚を吸うと、「ペッ」と赤い液体を吐き出しました。

周囲に集まっていた村人たちが、「おおっ」と声をあげました。赤い液は、おそらくそれまで口に含んでいたビンロウジュの実で色づいた唾液だと思います（しかし、ドクターは吸いつく前に水で口をゆすいでいました）。

これで明日には痛みは消えているはずだとドクターは言い、実際、青年は翌朝、痛みが消えたと言いました。これが歩けない人が歩けるようになったとかなら、効果も実感しやすいのですが、痛みが消えたというのは第三者的に確認できないので、私としては心から感心するわけにはいきませんでした。まやかしかプラセボ（偽薬）効果の可能性が高いと思われますが、患者さんにすれば症状が改善すれば文句はないでしょう。

このウィッチドクターは、さまざまな小道具とパフォーマンスで村人の信頼を勝ち得ていたようでしたが、その信頼は、日本人の患者さんが現代医療に寄せる信頼と、心理的なメカニズムは同じではないでしょうか。村人たちがウィッチドクターの先祖伝来だという木片を信じたり、水のお告げをありがたがったりするのと、日本の患者さんが聴診器の診察を信じたり、作用機序を知らないままワクチンをありがたがったりするのと大差がないと、私は思います。

ウィッチドクターが帰る間際に、私はこう訊ねました。

「あなたは近在のナンバーワン・ドクターだそうですが、自分が病気になったら、だれに診てもらうのですか」

「このあたりにはロクな医者がいないから、病気になったら死ぬまでだ」

「自分が死ぬときはわかりますか」

「それはわかる。歯が抜け、目が見えなくなって、脚が弱って歩けなくなったら、それが死ぬときだ」

なんと自然で当たり前な答えでしょう。私はある種の感動さえ覚えました。日本人で歯が抜けたり、目が見えなくなったり、脚が弱ったら死ぬときだなどと考える人がいるでしょうか。

歯が抜ければ入れ歯、白内障になれば人工レンズ、脚が弱ったらリハビリと、老いや死をどこまでも拒み続けることに、根本的な疑問を突きつけられたような気がしました。

# 第四章　死の恐怖とは何か

## 人はどんなことにも慣れる

私は死ぬのがあまり怖くありません。死を不吉だとか、縁起が悪いとかとも思いません。偉そうなことを言うようですが、ほんとうです。

子どものころは、死ぬのが恐かったし、考えるだけでも身がすくみました。家族の死を想像すると、それこそ耐えがたい恐怖に襲われました。テレビで報じられる災害や事故の死者にも、心を痛めたものです。そんな気持ちが変わったのは、やはり医者という職業に就いて、多くの死を見たからだと思います。はじめは緊張し、厳粛な思いで強烈な印象を受けましたが、アルバイト先を含め、何度も患者さんの死を経験すると、徐々に緊張感も薄れ、さほどの非日常感は感じなくなりました。人はどんなことにも慣れるのです。

人の死に慣れるなどとは言語道断。そんなことだから、医者は患者に親身に接することができないんだと、お叱りを受けるかもしれませんが、いろいろな状況に対応しなければならない専門職として、いつまでも死に慣れないままでいると、プロとしての冷静な判断や対応ができない危険性もあります。

人の死が人生における厳粛かつ重大な出来事であるのはまちがいありませんが、ある意味、自然なことでもあり、受け入れることはさほどむずかしいことではないと私は思います。

逆に言うと、死を恐れたり、いやがったりする人は、死に接する機会が少ないから、拒絶的な気持ちになるのではないでしょうか。

かつて人々が家で死んでいたころには、家族の死は身近にあって、高齢者から順に亡くなるとはかぎらず、若い人でも思いがけず亡くなる状況のなかで、人々は死を学び、それに慣れる機会に恵まれていたと言えます。どの家でも同じようだから、死を当たり前のこととして受け入れるハードルが低かったのでしょう。

それが医療が進歩し、死が病院の中に隠されるようになって、死は得体の知れない恐怖になりました。それに輪をかけたのが、「はじめに」にも書いた生の無条件肯定と死の絶対否定です。もちろん、生は肯定すべきでしょうが、無条件にすべてと言えるでしょうか。現場で極度の苦しみに陥った人を実際に見ている私は、必ずしもそうは思えません。苦しんでいる人に、苦しんでいない他人が生を押しつけるのは、傲慢なことではないでしょうか。「生きろ」と言う励ましは、ときに「死ね」と言うより残酷なこともあります。

想像してみてください。あとはもう死ぬ以外にないとき、耐えがたい苦痛だけが続いている状況で、その苦しみを体験していない人から「頑張れ」「生きろ」と言われたら、どれほどつらいか。

死の絶対否定も、太陽に沈むなと言うのと同じくらい甲斐のないことで、いつかは死を受け入れなければなりません。であれば、あらかじめ準備をしておいたほうが、上手に最期を迎えられるのは明らかです。

にもかかわらず、死のことなど考えたくないと言う人が少なくないのは、根底に死に対する恐怖があるからではないでしょうか。

**15歳男子の悩み**

新聞の人生相談のコーナーに、「死ぬのが怖い　15歳男子」と題した記事が出ていました（『読売新聞』二〇二一年十月四日付）。人間が死んだらどうなるのか、死の恐怖を克服して、一度きりの人生を思い切り楽しむにはどうすればいいのかという相談です。

回答者は、自分の尊敬する人の自伝をじっくり読んで、どんな人生を送ったかを学び、充実した生を知れば、死についても知ることができるでしょうと答えていました。

たしかに、充実した生を送っている人は、死の恐怖など感じていないのかもしれません。しかし、なかには単に忙しすぎて、死の恐怖を感じるヒマがないというだけの人もいるのではないでしょうか。そういう人は、死の恐怖を克服しているとは言えません。ヒマになったり、死が目前に迫ってきたりしたら、改めて一から死の恐怖に向き合うのですから。

死の恐怖の理由は、自分が消えてしまうことの恐ろしさや、家族や親しい人との別れの悲しさ、自分の実績や人生の結果が無になることの口惜しさなど、いろいろあるでしょうが、最大の理由は、死後がどうなるかわからないという不安でしょう。

死んだあと、どうなるかわかっていれば、心の準備もできますし、ある種の納得も得られるはずです。

死後の世界については、〝何モナイ派〟と〝何カアル派〟に大きく分けることができます。〝何モナイ派〟の主張は簡単で、死んだら終わり、本人にとってはすべてが無になるという考えですが、それは生きている側からの観察で、死んだ側からの根拠は示されていません。俗に言う「ないことの証明は困難」ということです。しかし、蓋然性は高いのではないでしょうか。

〝何カアル派〟は、天国や地獄や極楽や、魂の不滅やら生まれ変わりやら、いろいろイメージを膨らませますが、当然、どれにも根拠はありません。あることの証明は、一つでも実例を示せば事足りるのですが、今のところいずれも示されていません。

〝何カアル派〟の主張は、死の恐怖を和らげるためには大いに有用でしょうが、蓋然性が低いのが困ったところです。

**死ねないことの恐怖**

死ぬのが恐いというのなら、死ななければ恐くないのでしょうか。

首肯する人もいるでしょうが、それは都合のいいイメージしか考えていないからだと私は思います。

もし、ほんとうに不死があったらどうなのか。

まず、不死を求める人はたいてい老いを前提にしていません。元気なまま、死なずに生きていられると思っています。自然なペースで老化すれば、不死は単に寝たきり全介助老人を増やすだけです。

そこからして都合がいいですが、百歩譲って、不死＝不老不死としても、問題はいろいろあります。人類が不老不死を実現したら、それこそ地球は人であふれ、住む場所も働く場所も遊ぶ場所もなくなり、どこもかしこも大混雑、道路は大渋滞、電車は超満員で、食糧不足、水不足で、飢えと渇きに苦しみながら死ねない状況になります。

不老不死を求める人は、自分だけ（あるいは自分に近しい人だけ）が永遠の命を得るイメージなのかもしれません。それもまた、超エゴイスティックな都合のよさですが、ここで百歩譲ったとしても、問題は解消されません。リアル不老不死になったら、最初の二百年くらいは楽しめるかもしれませんが、五百年、千年となると、さすがに退屈するでしょう。世界の情勢を見るのだって、テレビのスペシャル番組やドキュメンタリーでまとめてくれるから面白いのであって、ライブで見ていたのでは、話が進まなくて辟易するに決まっています。

不老不死の代わりに、死後の世界があると考えることも、死の恐怖を和らげてくれるでしょう。しかし、これもほんとうに死後の世界があれば、ネアンデルタール人とかもいるでしょうから、ものすごい人数になるはずです。会いたくない人にも会うでしょうし、まったく見知らぬ人に、「おまえの先祖だ」とか名乗られ、当時の価値観で祖先を敬えなどと言われるかもしれません。ヒットラーなどは、自分が殺戮を命じた六百万人のユダヤ人に囲まれて、さぞかし苦しむことでしょう。

ここでもまた超超・都合よく、自分の会いたい人にだけ会える死後の世界を想定したとしても、やはり五百年、千年とたてば、懐かしさなどとうに消え、会っても話すこともなくなり、うんざりする日々が続くだけになりそうです。

生まれ変わりをイメージする人もいるでしょうが、少なくとも今の自分がだれの生まれ変わりなのか、まったく忘れているということは、次に生まれ変わっても、今の自分のことはすっかり忘れているので、消えたも同然になります。超超超・都合よく、死後の世界に行くと、生まれ変わった人生を思い出せるようなシステムだとしても、次にこの世に生まれるときは、また赤ん坊からやり直さなければならないのか、また勉強して、受験して、就活をして、同じ苦労を繰り返すのかと、ため息の出ることばかりで、百回ほども生まれ変わったら、もういいわ、そろそろ消えさせてと思うのではないでしょうか。

宗教がイメージする天国や極楽にも、今述べたのと同じつらさ、退屈さ、うんざりするような時間の長さは同じでしょう。平安で満たされた気持ちになったとしても、それが何千年も続くとしたら……。

いや、死ねばそんな時間の感覚や、世俗の思いなどは消えて、とにかく安寧で平穏な気持ちで何の憂いもない状態になるのだと、「超」をつけるのもアホらしいほど都合のいい設定を信じる人がいたら、私はもちろん否定はしませんが、ただ羨ましいと思うのみです。

結局のところ、〝何カアル派〟の主張は、適当に都合のいい範囲で想像力を止めて、死なないことのリアルな恐ろしさに目を向けず、非論理的に死の恐怖を紛らしているだけにすぎないと、私には思えます。

## それでも怖いものは怖い

都合のいいイメージで目の前の恐怖をごまかすのもいいですが、それでは上手な最期を迎えるための準備にはなりません。

死ねないことの恐怖を頭で理解したとしても、死の恐怖は和らがないでしょう。死の恐怖は理屈ではなく感情だからです。

私の妻の知人は、死ぬのが恐くてたまらないらしく、健康情報は大好きですが、死や病気に関することは、妻が口にしただけで「恐いからやめて」と耳をふさぐそうです。自分も含め、人が死ぬのはわかっているけれど、そんなことは考えたくもないし、準備するなどとんでもないというわけです。

別の私の知人は、若いときから死ぬのがイヤで、人一倍、健康管理に熱心なのですが、いかんせん高血圧で、それが悩みのタネでした。薬も副作用が恐くて、なんとか自然な方法で血圧を下げたいのですが、そう力めば力むほど血圧は上がってしまう。映画館でとなりの席の客の、「××で血圧が下がった」などという会話を聞いてしまうと、その××が何なのか、気になって映画のストーリーが頭に入ってこないと話していました。

片や若い世代（三十代）に話を聞くと、ある女性（私の娘ですが）は死の恐怖など感じたこともないと言いました。子どものころ、死んだらどうなるのかと考えて、恐ろしくて夜眠れなくなったことはないかと聞くと、「ない」の一言です。彼女には小さい娘がいるので、その子が大きくなるまではぜったいに死にたくないと思わないかと訊ねると、思っても仕方がないし、早くに親を亡くす子どももいるので、仮に自分が早く死んでも特別なことではないと答えました。

まだ若いので、死を実感できていないのかと思いましたが、災害や交通事故で自分や夫、あるいは娘が死ぬことも考えないではないとのことです。それで恐怖を感じないのかと聞くと、そうなったらなったで仕方がないとの答え。あまりに冷静というか、達観しているので驚きました。

最近の脳科学では、大脳辺縁系の扁桃体の活動が低いと、不安や恐怖を感じにくい脳になるとわかっているようです。もしかしたら、娘も扁桃体があまり活動しないタイプなのかもしれません。

死の恐怖が、脳の活動によって引き起こされるのだとすれば、扁桃体が活動しやすい人は、いくら理屈で説明しても恐怖を抑えられないでしょう。

しかし、だからと言って放置していると、人生に一度きりの死を、悔いに満ちたものにしかねません。下手な最期を迎えた人は、最後の最後まで死を恐れ、肉体的にも精神的にも苦しみながら取り返しのつかない時間をすごさなければならない。それはもったいないし、できれば避けたいことです。

私が看取った多くの患者さんや家族の死から考えて、上手な最期を迎えるコツは、要するに死を受け入れることです。それが簡単ではない最大の理由は、死の恐怖が頑なに存在するからでしょう。

しかし、ほんとうに死は恐いものなのでしょうか。

## 死の恐怖は幻影

当たり前のことですが、死んだら何も感じません（一応、死後〝何モナイ派〟の立場で話を進めます)。

どんなに死を恐れ、拒み、苦しんでいた人でも、死ねばおしなべて無表情になります。表情を作る筋肉を動かす力がなくなるのですから、当然でしょう。死に顔を見て、苦しそうだとか、無念そうだとか、あるいは穏やかそうだとか言う人がいますが、それは見ている人がそう感じているだけで、後付けの感想です。だれしも死ねば完全に脱力した顔になります。もしそれが怒っているように見えるとしたら、もともとの顔立ちが怒っているような顔ということです。

私は職業柄、多くの死に顔を見ています。母一人子一人で、障害児の子どもを残して死ぬわけにはいかないと必死で訴えていた女性も、大きな事業をはじめたので、今は死ねないと宣言していた会社のワンマン社長も、死ぬのが怖くて何とか助けてほしいとすがりついてきた男性も、愛人のまま死ぬのはつらかっただろうと思える女性も、全員、死んだあとは無表情でした。

毎回その事実を確認し、死んだら完全な無が訪れるのだなという感慨を、私は抱かずにはいられませんでした。喜びや楽しみも消える代わりに、いっさいの煩悶、苦悩、悲嘆、憤怒、絶望、失望、後悔、落胆、屈辱、嫉妬、恨みも、悔しさも呪詛も怨念も感じなくなるのです。

死の恐怖の理由に、自分の存在が消えてしまうことや、親しい人との別れ、二度と楽しい思いができないことへの未練などもあるでしょうが、死ねばそういうことを感じる自分も消えてしまうのですから、恐怖を感じようにも感じられません。

すなわち、恐れているのは、死を意識している今の自分だけということになります。

私は朝、目を覚ましたときに、よくこう思います。

——昨夜、眠りについたまま死んで、今朝、目が覚めなかったとしたら、死ぬのはぜんぜん平気だな、と。

わからないうちに死ねば、死は恐くもなんともない。

そう気づいて、死は目が覚めない眠りと同じだと考えるようになりました。実際、熟睡している人は無防備な無表情になっています。

余談ですが、私は寝室で妻の寝顔を見ると、もし彼女が先に死んだら、この顔とお別れをするのだなとよく思います。そうやって死別のシミュレーションをしておくことが、くだらないことで起こる日々のケンカの抑止力になっています。

死は眠りと同じ、ただ目が覚めないだけと思えば、死の恐怖も和らぐのではありませんか。もう二度と家族に会えないとか、楽しめないとか、いろいろ気がかりもあるでしょうが、眠ったまま意識がもどらなければ、すべてが消え去り、消え去ったことにも気がつかない。恐れたり煩ったりするのは、好ましくない状況に気づくからで、気づかなければないのも同然。

死んだあとに地獄のようなものが待ち構えているのなら、そこへ行くのを恐れるのもわかりますが、何もないものを恐れる理由がどこにあるでしょう。つまり、死の恐怖は実態のない幻影です。

私はそう考えますが、理屈では感情は抑えられないという人も多いでしょう。それならどうすればいいのか。

## 死戦期の苦しみは

死の恐怖を免れる方法は二つ。

一つは、死のことなんか考えないようにすることです。

スペインを旅行したとき、マドリードで闘牛を見てそう思いました。牛はなぜ何度も剣で刺されても闘牛士に向かって行くのか。牛に聞いたわけではないので確かではありませんが、たぶん牛は自分が死ぬことに気づいていないのでしょう。もし、死を意識したなら、剣を持った相手を見たら逃げるはずです。死が頭から抜けているので、腹立ちまぎれに闘牛士に立ち向かい、殺されてしまうのです。当然、牛は死の恐怖を感じていません。

人間でもふだん死の恐怖を感じていない人は、死を意識していない人がほとんどです。いつか死ぬことはわかっているけれど、今、死ぬわけではないと思っている人は、人間は死なないと無意識に思っているのと同じです。

この方法は簡単だし、目先の安心も保証してくれます。場合によっては、寝ている間に心臓発作を起こしたり、あるいはトラックに撥ねられて即死したりという幸運に恵まれて、死の恐怖を知らないまま生涯を終えることもできるでしょう。

しかし、大半の人は死を目前にしたとき、それまでのツケを払うように慌て、悶え、動揺して、ワンチャンスの死を失敗するリスクを受け入れなければなりません。

今一つの方法は、人によっては少々つらいでしょうが、死と向き合い、できるだけリアルに死を意識して、死の恐怖に慣れる方法です。

先に人はどんなことにも慣れると書きましたが、恐怖も同じです。何度も繰り返し思い浮かべていると、徐々に迫力もなくなり、死のいろいろな側面を考えるうちに、さほど恐れる必要もないことがわかり、自分が幻影に振りまわされていたことも実感できて、死の恐怖が薄れてきます。

そうなれば死を見据えた人生がはじまり、死ぬべきときが来れば、従容としてそれを受け入れ、上手な最期を迎えることができるでしょう。

苦しみから目を逸らして、最後にツケを払うか、早めに苦しい思いを乗り越えて、人生をうまく仕舞うか、いずれかということです。

上手な最期を迎える人でも、まったく苦痛がないわけではありません。

人間も生き物ですから、死ぬ間際にはある程度の苦しみがあるのは当然です。死を拒んでいなかった私の父も、死ぬ少し前に、「死ぬのがこんなにしんどいとは思わんかった」と、本音を洩らしていました。

よく、「いつ死んでもいいけれど、死ぬときに苦しむのだけはゴメンだ」と言う人がいますが、私の経験上、苦しみたくないと思っている人ほど、苦しむというのが人の死だと思います。

なぜそうなるか。苦しみ以外にも、痛みや痒みがそうですが、不快な症状は拒絶すればするほど強くなります。受け入れる気持ちになったほうが、軽く感じられます。仕方がないとか、こんなものだろうと許容することができると、症状も少し和らぐのです。

死ぬときには、一定の苦しみはあるものだと、はじめから心づもりをしておくと、苦痛があっても受け入れられるので、「なぜ」とか、「こんなはずでは」という怒りも起きません。逆に、意外に軽ければ、「ラッキー」と思えます。

苦しいのはイヤだと、逃げる気持ちになると、自分を苦痛に弱い人間にしてしまいます。覚悟のある人間のほうが強いのです。

しかし、今は医療が進んでいますから、死の直前の苦痛を抑える手立ても用意されています。医療用麻薬や強い鎮静剤や麻酔薬などです。いずれも苦痛が強ければ強いほど、必要な薬の量も増え、場合によっては致死量を超える量でなければ楽にならないこともあり得ます。

そんなとき、生命の尊重とか、死んでもいい命はないなどと言えば、寝言は寝て言えと言われるでしょう。

因みに、死の直前の状態を「死戦期」と言いますが、私は適切な用語だとは思えません。そんな状態になったら、死とは戦わずに受け入れたほうが、はるかに死にゆく本人のためだからです。

# 第五章　死に目に会うことの意味

## 死に目に間に合わせるための非道

日本では死に目に会うことを、欠くべからざる重大事と受け止めている人が多いようです。特に親の死に目に会うのは、子として当然の義務、最後の親孝行のように言われたりもします。

しかし、感情論ではなく、その意味を現実的に考えるとどうでしょう。

以前、私が在宅医療で診ていた乳がんの女性・Kさんが、いよいよ臨終が近づいたとき、入院の手続きをとりました。Kさんは七十八歳で、ぎりぎりまで家にいたいけれど、最後は病院でと希望していたからです。

十日ほどして、病院の主治医からKさんが亡くなったという報告書が届きました。それを読んで私は愕然としました。

報告書によると、看護師が午後八時に巡回したときにはKさんは異常なかったけれど、午後十時に巡回すると、心肺停止の状態になっていたそうです。看護師はすぐに当直医に連絡し、当直医は気管内挿管をして、人工呼吸器につなぎ、カウンターショックと心臓マッサージで心拍を再開させることに成功しました。その後、ステロイドや強心剤を投与して、翌日の午後八時に、無事、家族に見守られて永眠したとのことでした。

具体的な文章は忘れましたが、心肺停止でだれにも看取られずに亡くなりかけていたKさんを、見事、蘇生させて、家族が死に目に会うことを実現させられたと、いささか誇らしげに書いてあったように記憶します。

たしかに家族は喜んだかもしれません。きっと感謝したことでしょう。しかし、亡くなったKさん本人はどうだったでしょう。

一般には心肺停止の蘇生処置がどういうものか、具体的に知らない人が多いでしょうから、この話は美談のように受け取られるかもしれません。しかし、実態を知る私としては、なんという無茶なことをと、あきれるほかありませんでした。

まず、人工呼吸のための気管内挿管は、喉頭鏡というステンレスの鉤《かぎ》付きの器具を口に突っ込み、舌をどけ、喉頭（のどぼとけ）を持ち上げて、口から人差し指ほどのチューブを気管に挿入します。意識がない状態でも、反射でむせますし、喉頭を持ち上げるとき、前歯がてこの支点になって折れることもままあります。そうなれば口は血だらけになります。

そのあとのカウンターショックは、裸の胸に電極を当てて、電流を流すもので、往々にして皮膚に火傷を引き起こします。心臓マッサージも、本格的にやれば、肋骨や胸骨を骨折させる危険性が高く、Kさんのように高齢でやせている人なら、骨折は一本や二本ではすまなかったと想像されます。

寿命に従ってせっかく静かに亡くなっていたKさんの口に、そんな器具を突っ込み、のどに太いチューブを差し込んで機械で息をさせ、火傷を起こし、ときには皮膚に焼け跡をつける電気ショックを与え、肋骨や胸骨がバキバキ折れる心臓マッサージをして、心臓を無理やり動かしてまで、家族が死に目に会えるようにすることが、果たして人の道に沿ったものでしょうか。

## 非道な蘇生処置の理由

Kさんに非道な蘇生処置をした当直医は、①まだ経験の浅い若い医者か、②医療に前向きな信念しか持たない医者か、あるいは、③あとで遺族から非難されることを恐れる保身の医者のいずれかでしょう。

①の医者は未熟なので、心肺停止という状況で反射的に（つまり何も考えず）教えられた通りの処置を行ったケースで、これは経験を積めばそんな無駄で残酷なことはしなくなる可能性があります。

②の医者は、医療の善なる面のみに目を向け、医療の弊害や矛盾、あるいは限界から目を背ける医者です。こういう医者はイケイケですから、むずかしい状況の患者さんを積極的な治療で救うこともありますが、無理な治療で患者さんを苦しめたり、逆に命を縮めたりする危険性もあります。まじめで純粋、かつ努力家である反面、己の非はぜったいに認めないタイプですが、医師としては優秀な者に多いのが困りものです。

③の医者は、もっとも厄介なケースで、患者さんのためにならないことを知りつつ、言わばアリバイ作りのために蘇生処置を行う医者です。なぜ、そんなことをするのかというと、何もしないで静かに看取ると、遺族のなかには、「あの病院は何もしてくれなかった」とか、「最後は医者に見捨てられた」などと、よからぬ噂を立てる人がいるからです。

看護師が巡回したら、心肺停止になっていましたなどと、ほんとうのことを告げたら、遺族によっては、「気づいたら死んでいたというのか。病院はいったい何をやっていたんだ」と、激昂する人も出かねません。

実際、死に対して医療は無力なのに、世間の人はそう思っていないので、医者はベストを尽くすフリをせざるを得ないのです。それが患者さん本人にとって、どれほどの害を与えていることか。

死を受け入れたくない気持ちはわかりますが、何としても死に目に会うとか、最後の最後まで医療に死を押しとどめてもらおうとか思っていると、死にゆく人を穏やかに見送ることは、とてもむずかしくなります。

## 「先生、遅かったぁ」という叫び

在宅医療の看取りでも、〝死に目〟のトラブルはあります。

在宅医療をはじめて間もないころ、私は、膵臓がんの末期で、住み慣れた家で最期を迎えたいと退院してきたWさんという女性を受け持ちました。まだ六十代でしたが、肚《はら》の据わった人で、自らの死を受け入れ、座敷に布団を敷いて、泰然と最後の日々を送っていました。

逆にご主人のほうが動揺して、なんとか死を先延ばしにできないか、叶うことなら病気の快癒は望めないかと、祈るような思いでWさんに付き添っていました。

その思いとは裏腹に、Wさんの病状は徐々に進み、いよいよ血圧が下がりはじめました。意識も混濁しはじめ、半ば昏睡状態になりました。

その前から、私はご主人に死の状況を説明し、自然な形で見送ってあげることが、Wさんにとっては最善であることを徐々に理解してもらっていました。

血圧が下がりはじめたころから毎日訪問し、最後は午前と午後の二回、ようすを見に行きました。

その日の午後九時ごろ、電話がかかってきて、「家内の呼吸がおかしくなっています」と、ご主人の悲痛な声が飛び出しました。下顎呼吸になったら、いつでも連絡するようにと伝えていたのです。

看護師にも連絡して、別々に車で駆けつけると、家の周囲には何台も車が並び、門灯だけでなく、玄関や部屋という部屋の明かりがついていました。看護師とはほぼ同時に着いたので、いっしょに玄関の引き戸を開けて名乗ると、廊下に荒々しい足音が聞こえ、出てきたご主人が、「先生、遅かったぁ」と叫んで、その場に泣き崩れました。

私は一礼だけしてその横を通り抜け、Wさんが療養していた座敷に向かいました。Wさんはすでに心肺停止状態で布団に横たわり、周囲をご家族や親戚とおぼしき人々が取り巻いていました。

白衣姿の私を見ると、一同は道を開けてくれましたが、なんだ、今ごろ来てという、怒りとも悶えともつかない無言の圧力が伝わってきました。

私にできることは何もありませんでしたが、Wさんの枕元に座り、ゆっくりとペンライトで散瞳を確かめ、寝間着の間に聴診器を滑り込ませて、聞こえるはずのない呼吸音と心音に耳を澄ましました。

一同が息を詰めて見ています。ご主人が親戚に抱かれるようにして、座敷にもどってきました。私はおもむろに時計で時間を確認し、「午後○時○分。ご臨終を確認しました」と、ご主人に告げ、頭を下げました。

死亡確認の手順で時間を取ったせいか、ご主人は少し落ち着いたらしく、取り乱すことはありませんでした。

何度も言うように、死に対して医療は無力ですから〝死に目〟に医者がその場にいるかどうかは、実際にはほとんど意味がありません。医者がいてくれたほうが安心という気持ちはわかります。私もできるだけそうするために、下顎呼吸がはじまったらすぐ連絡するように、どの家族にも伝えていましたが、それでも間に合わないときもあります。

Wさんのご主人には申し訳ないことをしましたが、患者さんが生きている間に、臨終のときは医者がいてもいなくても問題ないとまでは、説明できなかったのがつらいところでした。

## 〝エンゼルケア〟という欺瞞

患者さんが亡くなると、いわゆる〝エンゼルケア〟という死後処置が行われます。入院患者さんが亡くなったときは、看護師がすべてやってくれるので、病院勤務のときは手を出すことはありませんでした。医者は医局にもどって、カルテや死亡診断書を書いていればいいのです。

しかし、在宅での看取りでは、目の前で看護師がするのを手伝わないわけにはいきません。ご遺族に洗面器に湯と、捨ててもいいタオル類、ゴミ袋、そしてご遺体に着せる死に装束を用意してもらい、患者さんが男性のときは髭剃りとセッケン、女性なら生前に使っていた化粧品と櫛なども持ってきてもらいます。

ご遺族のなかには、死後処置を手伝わせてほしいとおっしゃる方もいますが、Wさんの場合は、集まっていた親類一同が別室に引き揚げました。

このときいっしょだった看護師は、中堅どころの熱心な女性で、不慣れな私にテキパキと指示を出してくれました。

まずゴム手袋をはめて、点滴のルートと導尿のカテーテルを抜き、おしめをはずし、寝間着を脱がせて湯灌《ゆかん》をします。女性なので下半身は看護師がやり、私は上半身を担当しました。やせ細った身体には感慨がありますが、それを抑えて作業に集中します。看護師はそれこそ介護と同じ熱心さでていねいに拭き上げます。前面が終わると、うつぶせにして背面を拭き、終わるともとにもどします。

湯灌のあとは、口や鼻に生綿《きわた》という水分を吸わない綿を詰めるのですが、口は口腔だけでなく、割り箸を使って咽頭から食道の入り口あたりまで詰めるように言われます。そうしないと、胃液が逆流して口から洩れる危険があるからです。口腔に詰める綿は量を加減して、左右対称に、頬が自然な形でふっくらするように詰めます。逆に、鼻孔に詰める綿は、量が多いと豚のようになるので、横に広げないように注意しなければなりません。

死後硬直は顎からはじまるので、口を開いたままにしておくと、あとで閉じられなくなるので、綿を詰めたらしっかり閉じさせます。どうしても開く場合は、包帯で顎紐のように縛ります。

きちんと形を整えたら、看護師がWさんの髪を梳《と》かし、時間をかけてファンデーションを塗り、口紅を塗って、頬にうっすら紅をさしました。眉とアイラインを引くと、やつれていた顔がくっきりとし、生気を帯びた寝顔のようになります。

これで終わりかと思うと、看護師が下半身にまわり、腰を持ち上げて、私に新しいおしめを敷くように指示しました。Wさんの両脚を割るように開かせ、看護師が肛門に指を入れて、便を掻き出しはじめたのです。

言葉を失っていると、看護師が私に指示しました。

「先生。下腹部をぐっと押してください。残っている便を掻き出しますから」

えーっと思いながらも、信頼できる看護師の言うことですから、素直に従います。ご遺体の腹部は柔らかく、薄い皮膚を通して腸の感触がわかります。

「まだ残ってます。もっと強く」

「こう？」

「右から左へ、直腸から押し出す感じで」

「これでいい？」

聞きながら必死に押すと、額から汗が滴り落ちました。

全部出し終えてから、陰部をていねいに洗い清め、新しいおしめをつけて、最後は用意された白い死に装束を着せました。

汚れ物を片付けている看護師に、私は少々戸惑いながら訊ねました。

「ここまでしなければいけないのかな」

ご遺体の腹を押して便を掻き出す行為が、あまりに凄惨に思えたからです。

青い顔の私を見て、看護師は思いを察し、諭すように答えました。

「ご遺体は、ご家族が見る最後の姿なんです。だから、お化粧もできるだけきれいにします。便が残っていると、あとで出てくることもあるんです。別れを惜しんでいるときに、不快な臭いがしたらだめでしょう。わたしは先輩のナースから、ご遺体に馬乗りになって腹を押せって教わりましたよ」

病院勤務のときには知りませんでしたが、看護師は常にこういうことをしているのです。

すべてを終えて、ご遺族を呼び入れたときには、整然と片付けられた座敷の布団で、Wさんは安らかな死に顔で横たわっていました。ご主人をはじめ、ご家族や親戚も化粧を施されたWさんを見て、満足そうでした。きっと十分な最後のお別れができるでしょう。

看護師がする〝エンゼルケア〟。遺族も世間も、それをする看護師を〝天使〟のようだとでも思っているのでしょうか。実際は、ご遺体の腹を押して残った便を掻き出しているのに――。

## 看取りのときの誤解

人は一生のうち、何回くらい人の死に目に接するのでしょうか。

医者の仕事をしていると、年に何度も患者さんの死を看取りますが、ふつうの人は、両親、祖父母のすべての死に目に会ったとしても六回。そのすべてに立ち会う人は稀でしょうし、兄弟姉妹や親戚のケースを入れても、必ずしも全員というわけにはいかないでしょうから、多くても四、五回。それ以上になると慣れて衝撃も薄れるでしょうが、一般には経験豊富という人は少ないでしょう。

その割に、「死に目に会う」というイメージはかなり固定観念になっているので、さまざまな誤解が生じています。

在宅での看取りをしていたとき、私はこんな経験をしました。

七十六歳の膵臓がんの女性・Yさんは、長らく抗がん剤の治療で入退院を繰り返し、いよいよ効く薬がなくなって、体調も悪化したため、最期を自宅で迎えるために退院してきました。

私が初診をしたときも、かなりやつれていて、いやでも闘病生活の苦しさがうかがわれました。Yさん夫婦には子どもがなく、ご主人が甲斐甲斐しく看病をしていました。

容態が悪化して、そろそろかと思っていた矢先、訪問診療の巡回中にご主人から電話がかかってきました。私はスケジュールを変更して、Yさん宅に駆けつけました。

部屋に入ると、Yさんはすでに下顎呼吸の状態で、ご主人が横でじっと見守っていました。血圧も下がり、脈拍もほとんど触れない状況で、あとは臨終を待つばかりです。

看護師と神妙にベッドサイドに控えていると、ふいに玄関の扉が開き、三人の女性が駆け込んできました。彼女たちはYさんの従姉妹で、午前中に連絡を受け、急遽、和歌山から駆けつけたとのことでした。

ベッドで喘いでいるYさんを見ると、女性たちは覆い被さるように身を乗り出し、口々に言いました。

「○○ちゃん、しっかりしいや」

「和歌山の××やで。わかるか」

「あきらめたらあかん。頑張りや」

そのとき、横で見ていたご主人が、Yさんにそっと手を伸ばし、優しい声で言ったのです。

「もう頑張らんでええで」

三人の従姉妹たちは、もちろん善意でYさんを励ましたかったのだと思います。しかし、これまでの治療のつらさをずっと見てきたご主人は、これ以上、頑張ることの無意味さを身に染みて感じていたのでしょう。それでもう頑張らなくてもいいと、静かに死を受け入れたのです。

私は看護師ともども、深くご主人の言葉に共感しました。

死を受け入れるなどもってのほか、最後まであきらめずに頑張るべきだなどというのは、明らかに空論です。早すぎるあきらめは問題ですが、人は必ず最期を迎えるのですから、そのときは静かに受け入れたほうが安らかなのはまちがいありません。

## 死に目に会わせてあげたかったことも

何人もの患者さんを看取ったなかで、私自身、家族を死に目に会わせることができなくて、悔いを残した経験もあります。

私がまだ三十代で、外科医として病院勤務をしていたときのことですが、Iさんという四十八歳のスキルス性胃がんの女性に、胃の全摘手術をしました。手術後の経過は順調で、食事も五分粥まで進んでいたのですが、突如、容態が悪化して、多臓器不全になりました。原因は不明（感染も発熱も吻合不全もありませんでした）で、私は人工呼吸器をつけるなど、できるかぎりの治療を試みましたが、ついに急変して血圧が下がりはじめました。

Iさんは家庭事情が複雑で、中学二年生の息子さんと母一人子一人の生活をしていました。病気の説明や、手術後の容態の説明は、Iさんの叔母に当たる人にしていて、息子さんには会ったことがありませんでした。

急変してすぐに叔母さんと息子さんに連絡をして、私はなんとか二人が来るまでIさんの命をつなごうと努力しました。

まず叔母さんが到着して、いったん面会してもらったあと、病室の外で待ってもらうようにしました。

そのうち、Iさんの心臓が止まったので、私は専用のボードをIさんの背中に敷き、心臓マッサージをはじめました。ボードを敷くのは、ベッドのスプリングでマッサージの圧力が吸収されるのを防ぐためです。

カウンターショックも試しましたが、効果はありません。私は息子さんが来るまで心臓マッサージを続けるつもりで、懸命にIさんの胸を押しました。アルバイト先の病院で、〝儀式〟としてするのとちがい、本格的なマッサージですから、かなりの強さで弾みをつけながら押します。すると、ものの五分もすると全身から汗が噴き出しました。

さらに五分ほど続けると、両腕がだるくなり、息も上がってきました。トレーニングを積んだ救急救命士なら平気なのかもしれませんが、私には耐えがたい重労働でした。

息子さんはまだかと何度も問い合わせてもらいましたが、中学校はすでに出たとの返事をするばかりで、どのあたりまで来ているのかもわかりません。とにかく息子さんが来るまではと懸命に頑張りましたが、情けないことながら十五分ほどで限界を超え、私は心臓マッサージを中止しました。

叔母さんに臨終を告げ、人工呼吸器や点滴ルート、心電計、導尿カテーテルなどをはずして、面会してもらいました。

息子さんが到着したのは、それからさらに十五分ほどしてからでした。急いで来たのでしょうが、さほど息も乱さず、どう振る舞ったらいいのかわからないようすで、戸惑っていました。学生服に身を包んだやや小太りの内気そうな少年で、病室に案内すると、ベッドの横に立ち、帰らぬ人となった母親をじっと見ていました。泣き崩れることもなく、声をかけることもありません。ただ、うつむき加減の目から、ポタポタと涙が床に滴り落ちていました。

私は申し訳ない気持ちでいっぱいで、声をかけることもできず、ただうなだれることしかできませんでした。

彼には母親の死に目に会わせてあげたかったと、今でも思います。無理な心臓マッサージをして、見せかけの死に目を作ってでも、そうしたほうがよかったと思うのは、相手がまだ少年だからです。

大人にはそんな嘘は必要ないと思いたい。その理由は、死に目より大事なものを見失いかねないからです。

## 死に目より大事なもの

死に目より大事なものは、ご想像の通りそれまでの時間、すなわちふだんです。

実際の死に目は、その前に昏睡状態がありますから、本人にはまわりにだれがいるかなどということはわかりません。下顎呼吸になれば、完全に意識は失われていますから、周囲が「ありがとう」とか「愛してる」とか言っても、本人には伝わらないと思います。よく、「昏睡状態になっても、聴覚だけは最後まで残るから」などと言う人がいますが、脳波に特異的な変化が現れるわけでもないし、確かめようのないことなので、ほとんど気休めと考えたほうがいいでしょう。

いや、昏睡状態になってからでも、わたしの呼びかけにたしかにうなずいてくれたと主張する人もいるでしょうが、多くの場合、それは下顎呼吸を返事と見まちがえたのでしょう。私の父が下顎呼吸になったときも、私の妻が駆けつけたとき、「弘子が来たよ」と言うと、それまで一回ずつだった下顎呼吸が、二回続けて起こり、あたかも父が返事をしたように見えました。たまたまの生理的な反応だった可能性もありますが、もしかしたら、ほんとうにそれまで世話になった嫁の到着を理解したのかもしれません。そう思いたい気持ちは山々ですが、確証のない状況で、自分に都合よく解釈し、陶然とするのは好ましいとは思えません。そんな言説は信頼するに足りないからです。

第一、死ぬ間際の慌ただしいときになって、必死に声をかけるくらいなら、なぜもっとふつうに意思疎通ができるうちに言っておかないのか。生きている間に、十分、感謝の気持ちや愛情を伝えておけば、死という生き物にとって最悪の非常時に、改めて念を押す必要などないではありませんか。

伝わるか伝わらないか判然としないタイミングで、ことさら伝えようとするのは、明らかにそれまでの準備が足りないということでしょう。

少々、皮肉なもの言いになってしまいましたが、医者として何人もの患者さんの死に目に立ち会い、ときに異様なほど感情を乱すご家族などを見ると、そういう感慨を抱くこともままありました。

逆に、先に書いたYさんのご主人のように、大切な身内の死に目を冷静かつ厳かに見送ってあげたご家族もたくさんいました。その差はどこから来るのか。

それはやはりふだんの対応と、心の備えのちがいでしょう。その日は必ず訪れるのに、拒絶し、考えないようにし、〝ふだん〟という貴重な時間をいい加減にやりすごしているから、取り乱し、深い悲しみに苦しむのではないでしょうか。

大切な身内や自分が死ぬ日が、必ず来るという現実を受け入れるのは、とてもつらいことですが、早めにすませばすますほど、〝今〟という平穏な日々の大切さが身にしみ、無事であることのありがたみがよくわかります。

そうやって、ふだんから〝今〟を大事にし、大切な身内や友人に精いっぱいの対応をしていれば、いざとなったときにも慌てず、穏やかに運命を受け入れられるのではないでしょうか。

## 死に目を重視することの弊害

いや、それでもやっぱり、死に目にだけは会いたいという人もいるかもしれません。

特に親の死に目や、連れ合いの死に目は自分が見送ってやりたい。その気持ちをどうしても捨てきれないという人もいるでしょう。

しかし、人の死はだれにも予測不能です。どんなことがあっても、必ず死に目に会いたいというのであれば、トイレに行く時間はもちろん、よそ見をすることさえ許されないくらい、ずっと相手の横についていなければなりません。下顎呼吸が合図になって、いよいよだというとき、ちょっとスマホに目をやった瞬間に、心臓が最後の鼓動を打つこともあるのですから。

その下顎呼吸も十分程度で終わるのなら、集中力ももつでしょうが、数時間から、場合によっては一昼夜以上続くこともありますから、それでも死に目を見届けたいというのなら、それこそ死にゆく人とのにらめっこ状態になります。病院や在宅の死の床に駆けつけた人々も、あまり近くない親戚などは、下顎呼吸が長引くと、徐々に悲しみも薄れ、途中から臨終を待ち望む気配になってきます。そうなると、亡くなる本人も死を急かされているようで、落ち着いて死ねません。

病院で最期を迎える場合は、本章の最初に書いたKさんの場合のように、家族を死に目に会わせるために、当人にとっては拷問に近い蘇生処置がなされる場合があります。これなどは死に目を重視する文化の最大の弊害と言えるでしょう。

もちろん、病院も悪気があってするわけではないので、あらかじめ家族から、患者が心肺停止になったときは、無益な蘇生処置は必要ありませんと伝えておけば、患者さんも安らかに死ねる可能性が高くなります(それでも運悪く、医療盲信の医者にかかったりすると、〝儀式〟でない本格的な蘇生処置をされたりしますが)。

死に目に会えるかどうかには、運の要素が大きいので、会えればそれに越したことはありませんが、会えなくてもいいという心の準備が必要だと思います。

それがないと、運悪く死に目に会えなかったときに、後々まで無用の悔いに苦しめられてしまいます。

私のある知人は、同性のパートナーと長年いっしょに暮らして、九十歳を超えた相手を自宅で看取るとき、たまたまほんのわずか席をはずした間に亡くなってしまったことを、人生最大の失態のように悔やんでいました。

それは致し方ないことだし、それまでの時間、十分に愛情を注いできたのだから、パートナーの女性もきっと満足していますよと慰めましたが、心は晴れないようでした。それも死に目に会うということを、固定観念のように重視してきたがゆえでしょう。

死に目に会う必要はないなどと、言うつもりはもちろんありません。ただ、死に目に会うことに執着してしまうと、さまざまな弊害があることを知ってほしいと思います。

# 第六章　不愉快な事実は伝えないメディア

## ウソは報じないけれど、都合の悪いことは伝えない

不愉快な事実はだれも知りたがりません。臭いものにはフタ、知らぬが仏、見ぬもの清し、世間知らずの高枕などという言葉もあります。

心地よい話はメディアにあふれています。長寿社会の礼賛、医療の進歩、活き活きシルバーライフ、絆、つながり、助け合い。そのせいで準備を怠り、いざというときになって慌て、迷い、選択を誤る人が多いのは、いかんともしがたいことです。

私はこれまでの小説や新書でも、だいたい世間のイヤがるようなことを書いてきましたが、それは何も人を不愉快にさせようとしているのではなく、現場を知る者として、言わずにおれない気持ちになるからです。テレビや新聞で前向きな、あるいは希望に満ちたことを発信する人を見て、そういう人も必要だろうけれど、それればかりでいいのかと、いつも疑問に思っています。

これは老いや死に関することばかりではありません。犯罪の報道でも、凶悪な犯罪では被害者の側に立った視点で、犯人の悪辣なことばかりが報じられます。犯人の側に立つ報道は、まず皆無です。犯行に関して致し方ない事情や、被害者にも落ち度があった場合もあるだろうに、それらが報じられることはまずない。

犠牲者が多い場合は特にそうです。少々古い話ですが、連合赤軍事件やオウム真理教の事件で

も、加害者側の善なる側面はまずメディアに現れません。断罪された犯人は、私利私欲や個人的な恨みで犯行に至ったのではなく、むしろ理想を抱いたがために犯行に手を染めた側面もあったはずなのに。

メディアはウソは報じませんが、都合のいいことしか伝えません。世間の共感を得て、メディアとしての信頼を高め、最終的には収益につなげることが目的だからです。

世間が不愉快な事実を知りたがらないのは、文字通り不愉快だからでしょう。被害者のことを考えれば、加害者の言い分など聞きたくもない。それより、犯人の悪辣な情報を得て、勧善懲悪の気分に浸っているほうが気持ちがいい。だから、メディアもそのニーズに応えて、仮に加害者側に致し方ない事情があっても闇に葬る。報じられないことは、受け手からすればないも同然です。その偏った情報をもとに、判断を下すことは危険なことではないでしょうか。

老いと死に話をもどせば、気持ちのいい情報ばかりで安心するのは危険です。不愉快なことでも知っておいたほうがいいこともあるし、より成熟した人間としては、イヤなことにこそ目を向け、しっかりと心の準備をしておくべきでしょう。実際、それは起こり得るのですから。

## 〝人生百年時代〟の意味

昨今、何が根拠かわかりませんが、日本はいつの間にか「人生百年時代」に突入したようです。たしかにそうかもしれません。しかし、その意味を正確に理解している人はどれだけいるでしょう。

この言葉の真に意味するところは、「百歳まで生きられる」ではなく、「百歳まで死ねない」ということだと私は思います。それがどれほど恐ろしいことか。

高齢者医療の現場にいた私は、百歳近くまで生きて悲惨な状況の患者さんを間近に見て、何度、長生きは考え物だと思ったかしれません。生きすぎる長生きは不運以外の何ものでもない。メディアはそういう不愉快な事実はめったに伝えません。それどころか、超高齢でも元気な人を採り上げ、こんなに食欲旺盛だの、腕立て伏せができるだの、今も仕事をしているだのと、その活躍ぶりを賞讃します。見た人は感心し、いい気持ちになり、無意識に自分もそうなれるのではないかと思ってしまう。そこまで思わなくても、長生きに肯定的な印象を持つのではないでしょうか。

それはフェアな報道ではありません。元気で活躍する超高齢者は、テレビに映る場面では笑顔でも、実際はあちこち痛かったり、関節が曲がらなかったり、不眠と便秘と耳鳴りと頭痛に苦しんで、顔をしかめているかもしれません。おむつをつけていたり、尿漏れに悩んでいたり、心不全、不整脈、肺気腫、腎機能障害、肝機能障害、脳梗塞や心筋梗塞の予兆に怯えていたりと、さまざまな老いの現実に苦しんでいるはずです。でも、そんなことはいっさい伝えません。

新聞の人生相談などにも、七十歳くらいの人が先の生活について不安を述べると、「人生百年時代なのだから、もっと元気を出して」などという回答があったりしますが、無責任この上ないと思います。

悲観的なことばかり思い浮かべて、うつ病になってはいけませんが、楽観的なことばかり考えて、心の準備を怠ると、現実の老いに直面したとき、「こんなになるとは思わなかった」「なぜこんなことになったのか」と、余計な嘆きに苛まれることになります。

私が在宅医療で診ていた九十二歳の女性は、肺気腫でふだんの呼吸も苦しい状況で、喘ぎながらこう言いました。

「先生、わたし、若い、ころ、毎朝、体操をしたら、長生きできると、聞いて……、毎朝、やったんですけど……、あれが悪かったんでしょうかぁ」

長生きを望んで健康管理に励んでいると、思いがけない苦しみを抱えてしまう危険があるということです。長生きを目指すなら、そういう不愉快な事実も視野に入れておく必要があるでしょう。

## 「ピンピンコロリ」を実践するには

「ピンピンコロリ（ＰＰＫ）」とは、ピンピンと元気に老いて、死ぬときは寝つかずコロリと逝こうという意味の標語です。

長寿県として知られる長野県が発祥ですが、要は寝たきりや介護の期間を短くしようということです。つまり、平均寿命と健康寿命（自立して生活できる期間）の差をなくす運動です（参考までに言うと、「平均寿命」は今年生まれた赤ん坊の推定余命のことで、今生きている人の寿命の平均ではありません）。

たしかにそれが実現できれば、高齢者の医療費は抑えられ、介護負担も軽減できるでしょう。私は『破裂』という小説を書くとき、このアイデアを作中に盛り込むために、参考になる本を何冊か読みました。しかし、書いてあるのは「ピンピン元気に老いる秘訣」みたいなものばかりで、私が知りたかった「コロリと逝く方法」については、どの本も触れていませんでした。まるで、ピンピンと元気に老いれば、自動的にコロリと死ねるかのような書きようです。それは片手落ちだし、ズルイことのように感じました。

冷静に考えればすぐにわかることですが、若いときから健康に注意して、節制しながら生活していれば、内臓が丈夫な分、コロリとは死ねません。コロリと死ぬのは、若いうちから不摂生をしてきた人です。ヘビースモーカーで、毎晩酒を飲み、カロリーオーバーで肥満し、ストレスいっぱいの生活で、睡眠不足、運動不足で、血液検査は異常値ばかりという人が、心筋梗塞や脳卒中でコロリと死ぬのです（不幸にして死ねなかった場合は、麻痺が残ったりして不如意な生活を強いられますが）。

若いときから健康増進に努めてきた人はなかなか死なず、ピンピンダラダラ・ヨロヨロヘトヘトになってしまいます。医療になどかかったら、それこそ簡単には死なせてもらえませんから、さまざまな老いの苦しみを抱えたまま、人生の最後をすごすことになります。それでも死ぬよりましと思う人もいるでしょうが、そう判断するのは個人の自由です。

ただ、私は高齢者医療の現場の印象として、死ぬよりましと、死んだほうがましの差は、それほどないと感じています。

## 達人の最期——富士正晴氏の場合

「ピンピンコロリ」ではありませんが、私が達人の死だと感心したのは、作家の富士正晴氏の最期です。

富士氏は一九一三年生まれ。私が若いころに参加していた『VIKING』という同人誌の主宰者で、芥川賞、直木賞にも何度もノミネートされたベテランです。大阪府茨木市の竹藪に居を構え、ほとんど外出しないことから「竹林の隠者」などと称されていました。また、過酷な軍隊生活の経験から、もっともらしいこと、立派なことを信用せず、世に喧伝されるウソや欺瞞に厳しい視線を向けた人でもありました。

たとえば、「生命の尊厳について」と題したエッセイにはこうあります。

『一人の人間の生命は地球より重い、あるいは地球よりも価値がある、あるいは地球に匹敵する、そういう言葉を読むか聞くかしたような覚えがある。これが人間の生命の尊厳というものであろうか。尊厳どころか、人間の自惚れにすぎないのではないか』(『不参加ぐらし』六興出版、一九八〇年)。

生き死にに関しても、「健康けっこう　長寿いや」というエッセイがあり、健康であることは結構だけれど、健康法などさらさらやる気はなく、『わたしが運悪く長生きしたら、歯が一本もなくなるかも知れないが、そうなればそうなったで歯茎で物をしがみ、唾液を十分出して物に混ぜるという方法でいったらどうだろうと思っている』と書いています(前掲書)。

実際、富士氏は歯が抜けても入れ歯などはせず、食事も構わず、酒も好き放題に飲むという生活でした。私が富士氏宅を訪問するようになったのは晩年の四年ほどですが、当時から亡くなる前の点滴などは不要と公言する進歩的な考えの持ち主でした。

富士氏が亡くなったのは一九八七年、七十四歳の誕生日を迎える三ヵ月ほど前です。夫人が入院していたため独り暮らしで、近くに住む次女夫婦や『VIKING』の同人がときどきようすを見に行っていました。

私も亡くなる五日前に訪問しましたが、それまででいちばん元気だなという印象でした。ですから、亡くなったという連絡を受けたときには、ほんとうにびっくりしました。見つけたのは午前に訪問した次女夫婦ですが、それまでいっさい病院にはかかっていなかったので、死因は不明です。死因どころか、血液検査や血圧測定さえもしていなかったので、富士氏がどんな体調だったのかはだれにもわかりません。おそらくは急性心不全だろうということになり、幸い、警察沙汰にはならず、行政解剖も行われませんでした。

通夜の席に駆けつけると、しばらくして東京から顔見知りの編集者がウイスキーを持ってやってきました。死亡の報せが届いたのは夕方のはずなのに、いやに手回しがいいなと驚くと、通夜と聞いて驚いたのは編集者のほうでした。

前夜に富士氏と電話で話し、打ち合わせを兼ねていっしょに飲もうという話になったので、ウイスキーを持参したとのことだったのです。富士氏はそのまま寝入り、帰らぬ人となりました。翌日に飲む約束をして、寝たまま死ぬ。こんな楽で気持ちのいい死に方が、ほかにあるでしょうか（眠ったまま最期を迎えたのか、意識がもどったのかは不明ですが、発見時は布団の中だったので、さほどの苦しみはなかったと思われます）。

翌日、新聞はいっせいに富士氏の死亡を大きく伝えましたが、死を悼む記事ばかりで、その死に様の見事さを讃える記事は皆無でした。そんな記事を載せると、すぐ不謹慎だ、失礼だ、死を肯定するのかと、富士氏がいちばん嫌った欺瞞的な批判が殺到するからでしょう。メディアはほんとうに批判に弱いものです。

富士氏がこの見事な最期を迎えたのは、生きることに執着しなかったからだと思われます。さらには、妙な言い方ですが、病院に近づかなかったおかげでしょう。今の感覚では多少早すぎるかもしれませんが、死に時としては絶妙の年齢だと思います。

長生きを求めて病院にかかると、治してもらえる病気もある代わりに、何度も病院に通わされ、長時間待たされ、いろいろ検査を受けさせられ、不具合を見つけられ、その治療のためにまた病院からは解放されず、不安と心配と面倒な毎日が続く危険性が高いでしょう。

病院にかかっても、死ぬときは死にます。そもそも医療は死に対して無力です。それなら自分の寿命を受け入れ、好き放題に残り時間をすごしたほうが、よほど気楽と思うのは私だけでしょうか。

## 人気の死因、一位はがん

死ぬのは仕方ないとして、ではどんな死に方がいいのか。

富士氏のように知らないうちに死ぬのがベストかもしれませんが、自殺以外に自分の死に方はなかなか選べません。

以前、いくつかの週刊誌が、ブームのように死に方の人気ランキングを載せたことがありました。答えを求められたのは、いずれも死のプロとも言うべき医者です。回答は、どのランキングでも一位はがん。なぜ、と思う人も多いかもしれませんが、これは消去法による選択のようでした。

一般に、望ましい死に方としてイメージされるものにポックリ死があります。長い闘病期間を経ずに、あっという間に死ねば、死の苦しみも少ないと思えるからでしょう。

具体的にポックリ死の可能性があるのは、心筋梗塞か脳梗塞、あるいはクモ膜下出血などです。いずれも発作が起きたあとすぐ死ぬと思われているかもしれませんが、実際は発作と同時に意識を失うわけではありません。心筋梗塞なら胸、脳梗塞やクモ膜下出血なら頭に、激しい痛みを感じます。命を落とすくらいの痛みですから、激烈なと言ってもいいでしょう（クモ膜下出血では、金属バットで思い切り頭を殴られたような痛みとも言われます）。

その痛みを感じながら、これでもう死ぬのかとリアルに意識しなければならないのです。それがどれくらい続くかは人によりますが、取り返しのつかない思いに背筋を凍らせ、深い悔い、気がかり、恐怖と悲しみが一気に湧き上がり、それでもどうにもできず、死神の手に拉致されるままになるのが、ポックリ死です。

当然、ゆっくりと人生を振り返る余裕はなく、覚悟を決める間もなく、狼狽しつつ亡くなるのです。

さらに、ポックリ死は突然の死ですから、死後の準備ができていません。恥ずかしいことや、隠しておきたいこともそのまま、しておかなければならないこともできず、愛人からの手紙やSNSのやり取り、アダルトサイトの閲覧履歴など、死後に家族に見られたくないものも残したままです。

もう一つ、望ましい死に方として思い浮かぶのは、老衰死でしょう。十分に長生きをして、最後は眠るように亡くなる。なんとなく安らかなイメージがあるのでしょう。しかし、実際の老衰死はそんなに生やさしいものではありません。

私は在宅医療で、老衰のため息を引き取った患者さんを何人も看取りましたが、老衰死は死ぬまでがたいへんなのです。それまで元気でいて急に衰えるわけではなく、死のかなり前から全身が衰え、不如意と不自由と惨めさに、長い間、耐えたあとでようやく楽になれるのです。

視力も聴力も衰えますから、見たり聴いたりの楽しみはなく、味覚も落ちますから美味しいものを食べてもわからず、それどころか食べたら誤嚥して激しくむせ、そのたびに誤嚥性肺炎の危険にさらされ、腰、膝、肘とあらゆる関節痛に耐え、寝たきりになって、下の世話はもちろん、清拭や陰部洗浄、口腔ケアなどを受け、心不全と筋力低下で身体は動かせず、呼吸も苦しく、言葉を発するのも無理というような状況にならないと、死ねないのが老衰死です。

メディアではこういうイヤな事実はめったに伝えません。もちろん、みんながみんなそうなるわけではなく、なかには安らかに息を引き取る人もいるでしょう。しかし、その理想的な状況だけをイメージしていると、心の準備ができず、実際の老衰がこんなに苦しいとはと、余計な嘆きに苛まれる危険性は大です。

## がんで死ぬことの効用

そこへ行くと、がんは治療さえしなければ、ある程度の死期がわかるので、それに向けて準備ができます。もう一度行きたいところ、会いたい人、食べたいもの、見たいもの、聴きたいもの、したいことを楽しみ、世話になった人に礼を言い、迷惑をかけた人に謝り（死が前提なのだからたいていのことは許してもらえるでしょう）、ケンカ別れした友とも仲直りする余裕があります。己の来し方を振り返り、いろいろなことを思い出して、自己肯定したり、苦笑いしたり、感謝したり、自分をほめたりして、人生を慈しむ時間的な余裕もあります。あとは死ぬだけなのですから、何の努力も我慢も必要なく、自由気ままにすごせます。

その上、超高齢の不如意、不自由、情けなさに直面する危険も確実に避けられます。こんな安心なことはありません。

以上のことを知る医者たちが、「死ぬならがん」と言うのは当然と言えるでしょう。先にも書いた通り、私の父ががんの宣告を受けて、ぱっと表情を輝かせたのもご理解いただけると思います。

がんで死ぬときに大事なことは、無理に治ろうとしないことです。かつては、がんは治るか死ぬかのいずれかでしたが、今は、治らないけれど死なないという状態が作られています。いわゆる「がんとの共存」です。

がんを根絶しようと思うと、過度な治療を受けて副作用で苦しんだり、場合によっては逆に命を縮めてしまったりします。過激な治療ではなく、ほどほどの治療でようすを見て、治療の効果より副作用のほうが大きくなったら、潔く治療をやめる。これががん治療の要諦です。

治療をやめたら死ぬじゃないかと思うかもしれませんが、治療を続けても、さらにはがんを根絶しても、人は死にます。死にたくないと思うのではなく、上手に死ぬというふうに発想を変えれば、治療の中止も大いに好ましい選択であることがわかるでしょう。

それをいつまでも治療に執着していると、せっかくの残された時間を、つらい副作用で無駄にする危険性が高いです。

外科医としてがんの患者さんの治療をしていたとき、副作用の危険や患者さんの苦しみようを考えると、治療を中止したほうが患者さんのためになるのにと思いながら、受け入れてもらえず、最後の最後になって、こんなことなら治療をしなければよかったという嘆きを何度も聞きました。

長生きにはよい面もありますが、過度な長生きは決して好ましいものではありません。その事実をしっかりと頭に入れていれば、がんを放置して、人生の残り時間を自分なりに充実させる選択肢も、あながち悪いものではないとわかるでしょう。

しかし、メディアはがんで死ぬことのメリットなど一行たりとも伝えません。がんは人類の敵、がんの患者さんは全員、治りたいと思っていると決めつけています。今、がんを患っている人に、「がんで死ぬことにもいい面がありますよ」などと言うのは残酷なことでしょう。ですが、まだがんになっていない人に、がんのメリットをあらかじめ伝えておくことは、心の準備として有意義だと私は思います。

## 私の希望する死因

それなら、おまえはがんで死にたいのかと聞かれたら、私はすぐに「はい」とは答えられません。やっぱりがんで死ぬのはイヤなのだろうと言われても、同様に「はい」とは答えません。じゃあ、いったい何で死にたいのだと聞かれたら、それは考えないことにしていると答えます。

自分が何で死ぬか、それは自殺以外に決められません。自分で決められないことについて、あれこれ希望を考えるのは、意味のないことです。今年の冬は暖冬だといいなとか、遠足の日は晴れてほしいとか思っても、自然は何ら顧みてくれません。つまり、あれこれ希望しても意味がないのです。死について、希望とか順位を決めても、それが叶う保証はどこにもない。

それどころか、希望することが却って現実に対する絶望の原因となります。がんでゆっくり死にたいと思っていたのに、心筋梗塞で突然、死ぬなんて……という具合です。

そもそも、下手な死に方をする人の多くは、事前にあれイヤ、これイヤ、ああなりたい、こうなりたいと思う人です。苦しみたくない、痛いのはイヤ、まわりに迷惑をかけたくない、きれいに死にたい、ポックリ死にたい、みんなに惜しまれて死にたい等々。死は人間の自由にならないのに、自分であれこれ条件をつければつけるほど、思い通りにならない要素が増えるわけです。

だから、私は自分の死に、できるだけ希望を持たないようにしています。

私の好きな『老子』の言葉に、「道常無為而無不為（道は常に無為にしてしかも為さざるなし）」というのがあります。何もしていないのに、すべてをなしているとはどういう意味か。逆を考えるとわかりやすいでしょう。すなわち、何かをしようとするから、できないことが発生するということ。

死に関しても、あれイヤ、これイヤの気持ちを捨てて、死に向かったらそのまま受け入れるのがいちばんだと思っています。

それだと苦しい死に方をするかもしれませんが、それも自分の死だと心得ておけば、少なくとも死ぬ直前に、なんで自分がこんな苦しい死に方をと、嘆きながら死ぬことだけは避けられるでしょう。

# 第七章　がんに関する世間の誤解

## 余命の意味

自分がいつ死ぬのかがわからないのは、とてもいいことだと思います。

もし、死ぬ日時がわかっていたら、それが何十年も先の場合は別として、十年を切ったあたりから、正月を迎えるたびにあと何年と気になり、さらに進むと、月が変わるたびに、あと何年何ヵ月と緊張の連続になるでしょう。ましてや余命が一年を切ったりすると、それこそ毎日、貴重な残り時間が指の隙間からこぼれ落ちるような恐怖に駆られるのではないでしょうか。

がんで治癒が望めない状態になると、医者は患者さんや家族に余命を告げることがあります。残酷な気もしますが、あらかじめ心づもりをしてもらうほうが、患者さんの側にも医療者側にもよい効果があるからです。

しかし、医者の告げる余命の意味は、正しく理解されているのでしょうか。

私の友人は、母親が肺がんになったとき、治療の相談の電話をかけてきて、「医者に余命は五ヵ月と言われた」と言いました。余命が半年とか三ヵ月というのはよく聞きますが、五ヵ月とはまた中途半端というか、珍しいと思ったので、「ほんとうにそう言われたのか」と聞くと、「一ヵ月前に余命は半年と言われた」とのことでした。

医者は予言者ではないので、そんなにピタリと余命を言い当てることはできません。にもかかわらず、医者の説明をそこまで真に受ける患者さんや家族がいることを、医療者は知っておいたほうがいいかもしれません。

実際、患者さんの認識のズレは、医療者の想像をはるかに超えることがあります。

余談ですが、私が在宅医療のクリニックにいたとき、同僚の若い医者が、体調がよくないと訴えるがんの患者さんに、「がんだから」と言うとショックが大きいだろうと思い、「○○さんの病気は悪性ですから」と説明すると、相手は驚いたようにこう言ったのです。

「がんとは聞いとったが、悪性とは知らなんだ」

閑話休題。

そもそも、医者は余命を告げるとき、短めに言うのはご存じでしょうか。

でき得るなら、少しでも長めに言ったほうが患者さんや家族の慰めになるのに、わざわざ悲しませるようなことを言うのはなぜか。それはあとあとのことを考えるからです。

仮に余命半年と言って四ヵ月で亡くなると、「半年だと聞いていたのに」と、ご遺族が嘆いたり、怒ったりして、下手をすると「治療にミスがあったのでは」と疑われかねません。だから、つらいのを堪えて、「余命は三ヵ月ほどです」と言うのです。そうすると、四ヵ月で亡くなっても、「一ヵ月、よく頑張ったな」となり、「先生のおかげです」と、感謝してもらえたりします。

余命を具体的に言うと、いろいろトラブルもあるので、「余命は三年」と言う代わりに、「余命は年単位です」などと言うこともあります。余命が半年とか三ヵ月のときは、「月単位」、一ヵ月を切ると「週単位です」などと言います。もともと、医者にも正確な余命はわからないので、ぼかした言い方をするのです。

しかし、ときに「この病気の平均余命は〇年〇ヵ月です」などと、はっきり言われることもあります。すると、多くの人は「だいたいそれくらいで亡くなる人が多いのだな」と思うかもしれませんが、そうではありません。

この場合に告げられるのは、「中央値」と言って、百人の患者さんに治療をしたとき、五十番目に亡くなった人の余命のことなのです。治療をはじめると、早く亡くなる人もいれば、長く生き延びる人もいます。亡くなるペースは一定ではないので、中央値といっても、決して最初と最後に亡くなった人の真ん中というわけではありません。

患者さんにすれば、自分のことですから、余命は大いに気になるでしょうが、データはあくまで参考にすぎず、その通りになる保証はありません。なぜなら、統計は個人には当てはまらないからです。九五パーセントが安全な手術でも、二十人に一人は命を落とす危険があり、その一人になった場合は、事前のデータはまったく無意味ということになります。

いずれにせよ、医者に余命を告げられても、あまり気にしないのがよいでしょう。気にしたって、余命が延びるわけではありませんから。

## 新戦略＝がんとの共存

がんになったら、ふつう、治るかどうかが最大の関心事でしょう。転移とか再発が明らかになって、治らないとなると、それはもう死の宣告にも等しいというのが、多くの人の印象ではないでしょうか。

たしかに以前は、がんは治るか、死ぬかのどちらかでした。しかし、今は治らないけれど死なないという状況も可能になっています。先にも書いた「がんとの共存」です。

がんが人の命を奪うのは、生命維持に必要な臓器（肺や肝臓や脳）に転移して、その機能をダメにしたり、全身に転移して体力や免疫力を奪うからです。ですから、体力さえあれば、生命維持に関係のない臓器、たとえば骨や腹膜に転移しても、人は死ぬわけではありません（骨の場合は痛みがありますが）。

がんとの共存では、がん細胞を全滅させるのではなく、患者さんの命を奪わない範囲なら、転移があってもようすを見るという戦略が取られます。患者さんとしては、何ともすっきりしない状況でしょうが、何事も過ぎたるは猶及ばざるがごとし。以前は、がんを徹底的にやっつけようとしたために、副作用が強く出て、逆にがんの病勢を強めたりしていたのです。

がんとの共存を受け持つのは、腫瘍内科、または化学療法科と呼ばれる科で、抗がん剤や免疫療法を行います。以前は、がんの治療はまず外科手術があって、手術でがんを切除できれば治癒、取り切れなかったり、再発があれば不治で、あとは死あるのみでした。

患者さんの命を救うことが目的の外科医から見れば、腫瘍内科は治らない患者さんを受け持つ科、言わば敗戦処理の科のように思われていました。

しかし、今は治療法の進歩で、がんとの共存という新戦略が可能になりました。がんが恐ろしいのは死ぬ病気だからで、死なないのならほかの慢性疾患と同じです。もちろん、ずっと死なないわけではなく、いつかは最期を迎えるわけですが、それはがんでなくても同じでしょう。だから、がんになって治らないとわかっても、決して絶望する必要はありません。残り時間を、有意義にすごす道はいくらでもあるのです。

(このように書きましたが、こういう励ましの言葉は私はあまり好きではありません。口で言うのは簡単ですが、実際にはそうとうな精神力が必要だからです。がんになってから慌てないためにも、正しい情報を知り、心の準備をしておくことが重要だと思います。)

## がんの治癒判定の誤解

とは言え、やはりがんになったら、治りたいと思うのが人情です。がんの不安から解放されたい。そのためには、共存などではなく、がん細胞を完全に体内から駆逐したい。だれしもそう思うのは当然です。

しかし、病院で治療を受けても、がんが完全に治ったかどうかは、実は判定不能なのです。なぜなら、細胞レベルでがんが存在する可能性があるからです。

よく、がんの手術のあと、「手術は成功です。がんはすべて取り去りました」などと言う外科医がいますが、信用するわけにはいきません。ほんとうに手術でがんがすべて切除できたかどうかは、五年後か十年後まで経過を追って、再発がないことを確認しなければわからないからです。

がんの治癒の判定に、「五年生存率」という言葉が使われます。がんの診断、または治療を開始してから、五年後に生きている人の割合です。乳がんや甲状腺がんは、五年後でも再発する人がいるので、「十年生存率」が使われます。治癒の目安のように扱われることも多いですが、必ずしも治ったという意味ではなく、単に五年後、あるいは十年後に生きているというだけの割合です。

私が大学病院の研修医だったころ、ある指導医が、手術から五年間近の患者さんが、全身にがんが転移して死にかけているのを、懸命に治療して何とか五年後まで生きたようにしようとしていたのを見て、大いに疑問を感じました。指導医は新しい治療に関する論文を書いていて、その患者さんを五年生存のグループに入れることができれば、五年生存率が上がり、治療が有効と判定されるのです。

そんな操作で有効性を証明しても、患者さん側から見ればインチキも同然でしょう。ほんとうに治ったかどうかを見極める目安として、今は「全生存期間」「無再発生存期間」「無増悪生存期間」などが用いられます。

全生存期間は、生死だけを問題にした指標です。無再発生存期間は、治療後に再発が確認されない状態。無増悪生存期間は、再発はあっても病勢の増悪がない状態で生存している状態です。しかし、無再発生存期間といっても、細胞レベルでの再発は診断できないので、ほんとうに再発がないかどうかは確認のしようがありません。無増悪生存期間だって、転移した腫瘍がゆっくり増大しているときなどは、増悪があるかないか、判定は微妙でしょう。

つまり、患者さんがいちばん知りたいこと、すなわち、治ったか治っていないのかは、専門家でも断言することはできないということです。気になるのはわかりますが、今すぐ死ぬわけではないので、もっと大事な〝今〟に気持ちを向けて、最期が近づいたときに後悔しないようにしたほうがいいです。

## 日本でがんの告知ができるようになった理由

日本でがんの告知が行われるようになったのは、一九九〇年代に入ってからのことです。

それまでは、家族には病名を告げても、本人には事実を隠すのが当たり前でした。私は外務省に入る前、「日本死の臨床研究会」という団体に入り、がんの終末期医療を模索していましたが、当時（一九八〇年代後半）でも、がんの告知はたいへんハードルの高いものでした。なぜなら、いったん告知してしまうと、患者さんがうつ病になったり自殺しかねないほど落ち込んだりしたときに取り返しがつかないからです。

告知に関して、私も痛い失敗を経験しました。三十代の若い胃がん患者さんに、「胃潰瘍です」と説明したのですが、奥さんが手術に不安を抱いていたので、「大丈夫ですよ。ご主人は早期ですから、手術後の抗がん剤も必要ありませんから」と言ったら、顔色が変わったのです。あとで患者さんの母親に聞くと、患者さんだけでなく、奥さんにもがんであることは隠していたのだそうです。私が「抗がん剤も」と言ったので、がんだと悟り、家に帰って大泣きしたとのことでした。まさか、家族にも隠されていたと思わなかった私のミスです。

そんな状況が変わったのは、有名人のがんのカミングアウトだと思います。たとえば、俳優の渡哲也さんが大腸がんであることを公表し、無事に手術を終えました。ゴルフの杉原輝雄プロも、前立腺がんを公表し、プレイを続けたいから手術は受けず、放射線治療を選択したと発表しました。ほかにも、立川談志師匠や赤塚不二夫氏も、食道がんを公表し、無事、手術で生還しました。

それで世間が、なんだ、がんでも死なないのかという印象を持ちはじめたのです。それまでがんの告知が難しかったのは、がん＝死という思い込みが世間に広がっていたからでしょう。

逆に、がんの治療もやりすぎたら恐いという印象を広めたのが、人気アナウンサーだった逸見政孝氏の胃がん治療でした。末期の進行がんで、再発が明らかだったのに、大きな手術を受けて死期を早めた可能性が高かったからです。

無名の人が死んでもインパクトはありませんが、有名人が亡くなると、強い印象を与えるのです。

**誤解を与えるがんの用語**

がんに関しては、まだまだ世間に誤解が残っています。

たとえば、「早期がん」というのは、できて間もないがんだと思っている人が多いのではないでしょうか。

早期がんの定義は、胃がんの場合なら、「がんの浸潤《しんじゅん》が粘膜下層までにとどまっているがん」ということです。胃の壁は内側から、粘膜、粘膜下層、固有筋層、漿膜《しょうまく》下層、漿膜の五層からできていて、がんは粘膜から発生して外側に向かって進むので、固有筋層まで達していない状態を「早期がん」と呼ぶのです。なぜなら、固有筋層までがんが進むと、ここには血管が豊富で、血流に乗ってがんが遠隔転移を起こしやすくなるからです。

すなわち、いつがんができたかは関係ないのです。進行の遅いがんなら、できて十年たっていても「早期」ですし、逆に悪性度の強いがんだと、できて三ヵ月でも「進行がん」になります。

がんの「再発」も、新たにまたがんができたという印象を与えかねませんが、これもちがいます。がんは「再発」するのではなく、もともとあったものが、診断できる大きさになったということです。先に書いた通り、いくら手術でがんを切除しても、細胞レベルではがんが残っていても見えません。それが増大して見えるようになると、「再発した」と言うのですが、新たに発生したわけではありません。

今はX線検査やCTスキャン、超音波診断でも解析度が上がっていますから、以前よりは小さい転移も見つかるようになりましたが、それでも五ミリ以下ではなかなか診断がつきません。そんな小さな転移なら、命に関わることはないので、心配は無用なのですが、患者さんにとっては不安を覚えずにはいられないでしょう。

そこで完治を願って、強い抗がん剤や放射線治療をすると、副作用で逆に寿命を縮めてしまうという失敗は、これまで無数に繰り返されてきました。医者がやめておいたほうがいいと言っても、強引に治療を望む患者さんも多かったからです。

がんとの共存という戦略では、小さな転移はあっても許すという事前の心がけが大事になってきます。

がん検診についても、厚労省や医師会が熱心に勧めるので、受けたほうがいいと思っている人も多いでしょうが、ほかの医療同様、がん検診にもメリットとデメリットがあります。

メリットは、検診でがんが早期発見され、治療で命が助かる可能性があることです。一見、これは大きなことのように思われがちですが、その人が検診を受けなかったら、必ず死んでいたとはかぎりません。症状が出てから治療しても、助かる人がいるからです。あるいは、そのがんは治療の必要がないがんの場合もあります。いわゆる〝がんもどき〟です。

実際、韓国では、二〇〇〇年ごろから超音波診断による甲状腺がんの検診が広まって、甲状腺がんの患者数が急増しました。それで手術件数も飛躍的に増えたのですが、甲状腺がんの死亡率は下がらなかったそうです。つまり、切らなくてもいいがんを切っただけ。それで「過剰診断」の問題を引き起こしたのです。

がん検診のデメリットは、疑い診断で精密検査となり、時間とお金を浪費させられ、無用の不安に苛まれることもありますが、もっとも大きいのは検査被曝による発がんでしょう。

日本は検査被曝による発がんが世界中でダントツに多く、欧米は全がん患者の一パーセント前後であるのに対し、日本は三パーセントもあります。つまり、日本のがん患者の約三十人に一人は検査被曝でがんになったということです。

がん検診で一人でも助かる人がいるなら、検診は行うべきだと言うなら、がん検診で一人でもがんになる人がいるなら、検診はやめるべきだとも言えるでしょう。

## 否定しにくい「がんもどき理論」

「がんもどき理論」というのは、慶應義塾大学医学部放射線科の専任講師だった近藤誠氏が、一九九五年から『文藝春秋』に連載し、翌年、単行本化してベストセラーになった『患者よ、がんと闘うな』で提唱された仮説です。がんには命に関わる〝ほんもの〟のがんと、放置しても命に関わらない〝がんもどき〟があるという主張です。

衝撃的だったのは、これまで外科医が手術で治癒させたがんは、すべて〝がんもどき〟なので、手術をしなくても患者は死ななかったという指摘です。これには日本中の外科医がいっせいに激怒したと思われます（当時、私は日本にいなかったので推察です）。

当然でしょう。自分が救ったと信じている患者さんの手術を、不要とされた上に、無用に患者さんを傷つけたとまで言われたのですから。

そんなバカな説があるか、がんの患者さんは手術をしなければ確実に死んでいたと、全国の外科医たちは主張したかったでしょうが、この反論は成立しませんでした。なぜなら、すでに手術が行われているので、手術をしなかったら死んでいたという証拠を出すことができなかったからです。

手術をしなくても死ななかったと断定はできないけれど、手術をしなければ死んでいたとも断定できない。つまり、荒唐無稽とも思える「がんもどき理論」の仮説に、五分の引き分けに持ち込まれたのです。

近藤氏の著作を読むと、この仮説は理屈の上ではひじょうによくできています。

がんはもともと正常細胞が変異した一個のがん細胞からスタートします。それが二個、四個、八個と倍々に分裂して、徐々に大きくなり腫瘍となります。むろん、はじめのうちは画像診断でも内視鏡でも見つかりません。診断できるようになるには、最低でも腫瘍の大きさが五ミリ程度以上になる必要があります。

その大きさのがんには、億単位の細胞が含まれますから、一個からスタートしたがんが、そこまでに至るには、相応の時間を要します。

もし、そのがん細胞が〝ほんもの〟のがん、つまり転移する能力を持った細胞であれば、診断される大きさになるまでに、すでに転移しているでしょう。診断がつくまでおとなしくしていて、大きくなってから転移しはじめるとは考えにくいからです。

ですから、いくら早期がんの段階で見つかっても、〝ほんもの〟のがんであれば、すでに細胞レベルであちこちに転移しているので、副作用のある治療は無駄だということになります。

一方、〝がんもどき〟のがん細胞は、転移する能力がありませんから、大きくなっても通過障害などの弊害がないかぎり、治療の必要はありません。

すなわち、がんは〝ほんもの〟も〝がんもどき〟も、副作用のある治療は無用ということになります。いわゆるがんの「放置療法」です。

これには多くの批判があります。検診や治療をすれば救える命を、みすみす死なせてしまう危険性があるからです。最近は抗がん剤の分子標的薬や、免疫療法のオプジーボなど、有効な治療がどんどん開発されていて、実際に治療することで、延命効果が広く認められていることも、批判の理由になっています。

しかし、「がんもどき理論」は、もともと不必要な検査や過剰な治療に対するアンチテーゼとして提言されたものです。とにかく検診や治療は受けたほうがいいという主張と、無意味な検診や治療はしないほうが身のためという主張の、どちらを取るべきなのか。

がんにはまだよくわかっていないことが多いので、いずれの陣営も決定的な根拠は示せていないのが現状だと思います。

## がんの診断は人相判断？

そもそも、「がんもどき理論」が成立した背景には、がんの診断法があります。

がんの診断はX線検査や超音波検査、あるいは内視鏡で行われると思っている人が多いかもしれませんが、それらはがんを見つけるきっかけになるだけで、最終的な診断（確定診断と言います）にはなりません。確定診断は、生検（鉗子で腫瘍の一部を採取すること）や、スメア検査（子宮頸がんの検査で、子宮頸部をこすって剝離細胞を採取する）、あるいは喀痰や分泌物を採取して、そこにがん細胞が含まれるかどうかを、顕微鏡で見て判断します。これを病理診断と言います。

がん細胞は正常の細胞とちがい、形がいびつだったり、異様にサイズが大きかったり、核が肥大していたりします。これらの特徴が揃っていれば、がん細胞と断定しやすいですが、形もサイズも正常だけれど、核だけが肥大しているとか、サイズも核も正常だけれど、形だけがいびつだとかいう場合もあり、病理医が判定に苦慮するケースもあります。

そのため、胃がんや大腸がんでは、グループ判定というのが導入され、以下のように分けられています。

・グループ1：正常組織及び腫瘍でない病変
・グループ2：腫瘍かどうかが判断の困難な病変
・グループ3：腺腫（ポリープ＝良性腫瘍）

・グループ4：腫瘍のうちがんが疑われる病変
・グループ5：がん

つまり、病理医は細胞の〝顔〟を見て、がんかどうかを判定しているのです（実際、病理医は細胞を見て「悪い顔をしてる」などと言います）。

しかし、進行の速さとか、転移するかどうかは、DNAの変異によるので、顕微鏡では見分けることができません。その腫瘍ががんと診断されたら（すなわち、凶悪な顔だと判断されたら）、手術で切除（逮捕して処刑）ということになっているのです。だから、顔は凶悪だけれど殺人は犯さない腫瘍（〝がんもどき〟です）も、切除されていたというのが、「がんもどき理論」です。

今後、DNAのどの遺伝子に変異がある場合に、転移する可能性があるとわかるようになれば、〝ほんもの〟のがんと〝がんもどき〟が判別できるようになる可能性があります。さらには、悪性度や原発巣の臓器別にがんが細分化され、それぞれに病名がつくかもしれません。そうなれば、未来の医者に、「二十一世紀の医者は、何でもかんでも〝がん〟なんて大雑把な病名を使っていたらしい」と嗤われるでしょう。

## タブーの疑問

この章の最後に、私が年来、抱いている危険な疑問に触れてみます。

それは生検による転移の危険性です。

がんの転移には、大きく分けて、「血行性転移」「リンパ行性転移」「播種性転移《はしゅせいてんい》」「浸潤」があります。血行性転移はがん細胞が血流に乗って広がるもので、リンパ行性転移はリンパ管を通じて広がるもの、播種性転移はがんからこぼれた細胞が、腹膜や胸膜に種をまいたように広がる転移、浸潤はとなり合った臓器にしみ出るように移る転移です。

問題になるのは血行性転移です。がん細胞が血流に乗るためには、血管の中に入らなければなりません。通常の血行性転移では、がんが浸潤して血管の壁を破って中に侵入します。

がんの確定診断をつけるための生検は、鉗子で腫瘍の一部をちぎり取ります。当然、出血しますし、がん細胞も剝がれます。その剝がれた細胞が、血管内に入ることはないのでしょうか。

出血するということは血管が破れているということですから、生検で剝がれ落ちたがん細胞が吸い込まれることもあるでしょう。がん細胞にすれば、血管の壁に浸潤してもぐり込むより、はるかに楽に侵入できることになります。これが血行性転移を引き起こすのではないか、だから、早期がんでも転移している患者さんがいるのではないか、というのが私の疑問です。

私にかぎらず、これくらいのことは多くの医師が気づいているはずです。しかし、その先は恐ろしくて考えられないのでしょう。何人かの医師に聞いてみましたが、いずれもその話には触れたくないと言わんばかりでした。言わばがん診断界のタブーです。

もしも、生検で転移が引き起こされることが証明されれば、がんから細胞が採れなくなり、確定診断がむずかしくなります。

しかし、がんは見た目では判定できず、生検ができないとなると、良性腫瘍でも切除せざるを得なくなるでしょう。これまで逮捕して（細胞を採ってきて）判定していたのを、遠目の人相判断（腫瘍の外見判断）で、処刑（手術で切除）ということになりかねません。

出血させずに細胞を採取できればいいですが、がんの表面はもろく、少し強くこすると出血します。弱くこすると肝心の細胞が得られず、マイナスでも検査の結果が信用できないことになります。

もちろん、生検をすればすべて転移するわけではありませんから、今は危険を冒してでも検査を受ける以外にないでしょう。

こういう不都合な事実が、よくも悪くもほとんど広がらないのが日本の特徴です。

# 第八章　安楽死と尊厳死の是々非々

## 安楽死と尊厳死のちがい

安楽死と尊厳死のちがいをご存じでしょうか。苦痛を取り除いて安楽に死ぬのが安楽死、尊厳のある状態で死ぬのが尊厳死、ではちがいの説明になっていません。

安楽死とは、苦痛を避けるために、致死的な薬、たとえば呼吸停止を引き起こす筋弛緩剤や、心停止を引き起こす塩化カリウムなどを投与することで、患者さんを意図的に死なすことです。

尊厳死とは、尊厳のない状態を避けるため、生命の維持に必要な医療を中止して、患者を死なせることです。

言わば、安楽死は積極的に患者を死なせる行為、尊厳死は消極的に患者を死なせる行為ということになります。もっとはっきり言えば、尊厳死は未必の故意による殺人であり、安楽死は本人が望んだ場合は自殺であり、行為そのものは医者による自殺の幇助＝殺人です。

尊厳のない状態というのは、「悲惨な延命治療」の項でも書いた通り、身体中にチューブやカテーテルを突っ込まれ、意識もないまま機械によって生かされている姿を指します。

日本では、安楽死も尊厳死も、法的には認められていません。ですから、それを行った医師は、訴えられれば殺人罪で裁かれることになります。

もちろん、医者は私利私欲のためや、怒りや恨みで患者さんを安楽死させたり、尊厳死させたりするのではありません。百パーセント、患者さんや家族のことを思ってするのです。それを殺人罪に問うのは、どう考えても不合理ですが、許容する法律がないために、殺人罪が適用され、実際にその罪状で逮捕、起訴された医者もいます。

もし、家族が医者にそれを頼んだのなら、家族も「殺人教唆《きょうさ》」の罪に問われなければならないはずですが、さすがに今のところ前例はありません。

## 賛成派と反対派の言い分

安楽死法と尊厳死法については、すでに何十年と議論が交わされていますが、未だに法案として国会に提出されるまでには至っていません。これは反対派の力が強いからで、現況では見えない「安楽死・尊厳死禁止法」が施行されているのも同然です。

私は現場で、だれが見てもどこから見ても、死なせてあげたほうが患者さんと家族のためという状況を実見していますから、安楽死と尊厳死が選択肢としてさえ禁止されていることに不合理を感じますが、できるだけ公平に賛成意見と反対意見を挙げてみましょう。

まず、賛成意見としては次のものが挙げられます。

・死ぬ以外に極度の苦しみから逃れることができない場合に必要。
・医療によって無理やり生かされることは、人間の尊厳を損ねる。
・人には自分の最期を決める権利がある。

単純でわかりやすい主張ですね。

そもそも安楽死や尊厳死の発想が生まれた原因は、医療の進歩にあります。医療が発展していない明治や大正のころは、だれもが自宅で尊厳をもって安楽に死んでいました。病院で高度な治療をするから、徒に苦痛が引き延ばされる事態が発生したのです(もちろん、医療の進歩で救われる命もたくさんありますが)。

だれでも死ぬ間際に、尊厳を失った状態になったり、極度の苦痛を味わったりはしたくないでしょう。それを避けるための方便が尊厳死と安楽死なのに、なぜその法制化に反対する人がいるのでしょう。

反対派の意見は、およそ次のようなものです。

・尊厳死も安楽死も命を見捨てる行為である。死んでもいい命などは存在しない。
・命はいったん失われたらもどらないから、早まった行為は慎むべき。

・尊厳死や安楽死は、いわゆる〝滑りやすい坂〟だから、いったん許容すると、坂道を滑るように歯止めが利かなくなる。
・社会的圧力や周囲への遠慮などで、本人が望まない安楽死や尊厳死が行われる危険性がある。
・家族や医療者が自らの利益のために、法律を悪用する危険性がある。

いずれももっともな主張で、安楽死や尊厳死に潜む危険性や弊害を重視しています。

「死んでもいい命などは存在しない」というのは、「人の命は地球より重い」などと言うのと同様、私には教条主義的に思えて共感できませんが、それ以外はなるほどと思わせるものも少なくありません。

## 安楽死・尊厳死に潜む弊害

反対派の意見のうち、社会的圧力や周囲への遠慮というのは、ALS（筋《きん》萎《い》縮《しゅく》性《せい》側《そく》索《さく》硬《こう》化《か》症《しょう》）や、脊髄《せきずい》小脳《しょうのう》変性症《へんせいしょう》に代表される難病で、長期間、重度の介護を必要とする患者さんによく見られるケースです。そういう患者さんが自ら安楽死を選ぶと、潔いとか立派だとかいう意見が出て、ほかの患者さんに無言の圧力がかかることを指します。

難病の患者さんを支える家族は、体験者にしかわからない苦労を背負い、介護職やボランティアの人々にも、そうとうな負担がかかります。周囲に世話をかけ、時間と場所とお金を費やしてもらっていることに、耐えがたい遠慮を感じてしまい、本意ではない安楽死を選んでしまう人もいるかもしれません。

それを許容する法律さえなければ、そんな望まぬ安楽死や尊厳死は防げるというのが、反対派の主張です。

家族や医療者が自分の利益のために悪用するというのは、たとえば、仲の悪い父と息子で、父親が多額の財産を持っていると、早く遺産を受け取りたい息子が医者と共謀して、でっち上げの安楽死を行うとか、嫁姑問題で姑が認知症や脳卒中で植物状態などになったとき、嫁が勝手に姑の安楽死の希望を代弁して実行するとかです。

医療者が悪用するのは、治療が面倒な患者や、治療が病院の負担になる場合、経費削減や手抜き医療で、安易な尊厳死や安楽死に走る危険を指しています。尊厳死法や安楽死法があると、つい誘惑に負けてしまう医療者もいるのではないかということです。

だから、今もっていずれの法律も国会に提出さえされないため、現場では見るも無惨な状態で、死ぬに死ねない患者さんが、無意味にただ苦しむだけの命を引き延ばされているのです。

「死んでもいい命などは存在しない」と言う人でも、死ぬ間際になって、運悪く機械に生かされる状態で、耐えがたい苦しみに苛まれ、麻薬も鎮静剤も効かないほどつらい目に遭ったら、

「頼むから死なせてくれ」と言うのではないでしょうか。それでも無益に苦しみながら、「死んでもいい命など……」と言い続けるのなら立派ですが。

## 海外の安楽死事情

ご存じの通り、世界で最初に安楽死法を可決した国はオランダです。二〇〇一年のことでした。

オランダではそこから安楽死がスタートしたのではなく、三十年以上前から安楽死が現場で行われていて、その現状を追認する形で法制化されたというのが実態です。

オランダの安楽死法では、耐えがたい肉体的苦痛のみならず、精神的な苦痛でも安楽死が容認されます。つまり、身体に異常がなくても、心の苦痛でも耐えがたいと判定されると、安楽死が認められるのです。

さらには、十二歳以上であれば、両親または後見人の賛成があれば、安楽死を認めるとなっています（法律制定当初は、両親が反対しても安楽死は可能とされていました）。未成年に安楽死を認めるなんて、日本では考えられないことでしょう。しかし、何もない未成年に安楽死を認めているわけではありません。死ぬ以外に逃れられないほどの苦しみに苛まれている子どもに認めているのです。それを未成年に死ぬ権利を認めるなんて許しがたいという教条的な判断で、苦しんでいる子どもに生きることを強いることが、果たして人道的と言えるでしょうか。

現在、オランダで安楽死を選ぶ人は、全死亡者の約四パーセントを占めています。すなわち、二十五人に一人が安楽死を選んでいるということです。これはひとえに、本人の意思を何より優先するというオランダ人の国民性から来ているのでしょう。

日本ではどうでしょう。家族のだれかが安楽死を選びたいと言ったとき、すんなり受け入れられる人はどれだけいるのか。大半の人が止めようとするのではありませんか。

日本では本人の意思より家族の意見、さらには世間の常識が優先される風潮が、未だに強いと思われます。もちろん、死んでほしくないという家族の気持ちもわかります。しかし、それを優先すべきという人は、忘れていないでしょうか。いざ、自分が死ぬ以外にないほどの苦痛に陥ったとき、優先されるのは苦しんでいる自分ではなく、その苦痛を体験していない家族だということを。

オランダのほかでは、翌年にベルギーが続いたのを皮切りに、アメリカのワシントン州、カリフォルニア州、オレゴン州ほか数州、ルクセンブルク、カナダ、オーストラリアのビクトリア州、ニュージーランドなどが、安楽死を合法化しています。

スイスでは安楽死ではなく、医師による自殺幇助が認められていて、海外からの安楽死の希望者を受け入れていることは、よく知られています。実質的には安楽死の許容と同じで、この法律ができたのは一九四二年ですから、オランダの安楽死法よりもずいぶん前のことです。

## ウィーンの病院で起きた慈悲殺人事件

安楽死法が制定されていないオーストリアで、一九八九年に衝撃的な事件が発覚しました。ウィーンにある国立ラインンツ病院で、四人の看護師が数年にわたり、計四十二人の患者を殺害したのです。

このニュースを、私は当時勤務していたサウジアラビアで知りました。現地の英字新聞に、事件の詳細と容疑者である四人の看護師の顔写真が掲載されていました。

記事によると、事件は特定の看護師が夜勤をしたときにだけ、亡くなる患者さんが異常に多いことから発覚したそうです。しかし、四人は無闇に患者さんを殺害したのではなく、高齢で治癒の見込みのない患者さんが、呼吸困難やがんの末期症状に苦しんでいるのがあまりに気の毒だったので、見るに見かねて安楽死をさせたのだということでした。つまり、慈悲による殺人です。方法は、インシュリンの致死量投与や、気管チューブに水を入れるなどでした。

その時点では、看護師の行為に理解を示す世論もありました。ところが、捜査が進むと、慈悲をかける相手が、気の毒な患者さんから、次第に厄介な患者へとシフトしていったことが判明したのです。つまり、手のかかる患者、文句の多い患者、ベッドに粗相をする患者さんなどが、

「慈悲」の名のもとにあの世に送られていたわけです。

いわゆる〝滑りやすい坂〟が現実になった事例で、このニュースを知ったとき、私はやはり安楽死法は安易に作るべきではないなと感じました。

今回、この原稿を書くために改めて調べてみると、ネット上には、主犯格の看護師が患者を殺害することで神のような力を感じて、楽しさを味わっていたとか、四人が自らを「死の天使」と呼んでいたとか、犠牲者は数百に及ぶ可能性があるなど、事件の凶悪さ、陰惨さを報じたものが見られました。

やはりなと、ニュースを知った当時の印象を再認識しましたが、事件について詳細に書いた論文を見つけ、それを読むことで、私は自分の薄っぺらな理解を思い知らされました。

論文のタイトルは「ラインツ病院殺人事件：比較文化論的考察」で、著者は清水大介氏。『京都大学文学部哲学研究室紀要』（一九九八年）に発表された論文です。

それによると、事件が起こったラインツ病院・第一医療部は、当時、患者の半数近くが七十五歳以上という特殊な状況で、「老齢末期患者の終着点、吹きだまりとも言われるべき病院」だったようです。看護師たちの勤務環境も劣悪で、正規の看護師は自分たちの労働負担をふやすようなことには手を出さず、当事者の四人を含む補助看護師に現場の汚れ仕事が任されていた実態があったそうです。明らかに人手不足なのに、ウィーン市は人員増加を認めず、社会の高齢化に伴い、家で面倒を見きれない老齢終末期患者を、家族がどんどん病院に送り込んでくるという背景もありました。現場の監督も不十分で、規則違反ではあるが、補助看護師による注射も容認されていたため、殺害の手段としてインシュリンや鎮静剤が使われたのです。

記事やネットでは四人の写真が同じ大きさで掲載されていますが、関わりの度合いは大きく異なり、主犯格に追従しただけの人、あるいはほとんど関与していない人もいることがわかりました。写真だけ見た印象では、明らかに四人は同罪と感じてしまいます。

こういう事件では、世間の眉をひそめさせる事実だけが、つまみ食いのように強調され、背景や現場の事情が無視されることがままあります。それによって、誤った印象が流布され、感情的な反応が引き起こされるのは好ましくありません。

実際、私の引用もつまみ食いなので、興味のある方はぜひ論文をお読みください。ネットでも公開されていますので。

## 日本での安楽死・尊厳死事件

古いものでは一九六一年に発生した名古屋安楽死事件があります。

これは脳出血で全身不随になり、五年近く病床にあった父親が、「殺してくれ」「早く楽にしてくれ」などと叫んでいたことから、長男が農薬入りの牛乳を、事情を知らない母親に与えさせて殺害したもので、尊属殺人として起訴されましたが、名古屋高等裁判所は嘱託殺人であるとして、長男に懲役一年、執行猶予三年の判決を下しました。その際、裁判所は安楽死と認定するために以下の六条件を挙げています（要旨）。

1．病者が不治の病に冒され、しかもその死が目前に迫っていること。
2．苦痛がはなはだしく、見るに忍びない程度のものであること。
3．もっぱら死苦の緩和の目的でなされたこと。
4．病者の意識がなお明瞭であって意思を表明できる場合には、本人の真摯な嘱託または承諾のあること。
5．医師の手によることを本則とし、医師により得ない場合は、それを首肯するに足る特別の事情が認められること。
6．方法が倫理的にも妥当なものと認容し得るものであること。

次に世間の注目を集めたのは、一九九一年に発生した東海大学安楽死事件です。

これは多発性骨髄腫の末期で、昏睡状態にあった患者さんの長男から、「早く楽にしてやってほしい」と強く求められたため、主治医が心停止を引き起こす塩化カリウムを投与して、患者さんを安楽死させたものです。横浜地方裁判所は、被告人に懲役二年、執行猶予二年の判決を下すと同時に、医師による安楽死が許容されるための四要件を示しました（詳細は後述）。しかし、この四要件には法的効力はないので、仮にすべて満たされていたとしても、違法であることには変わりがありません。

続いて、一九九六年には京都府の京北病院で、肝臓がんの末期で昏睡状態にある患者さんに、院長が筋弛緩剤を投与し、安楽死させる事件が発生しました（殺人容疑で書類送検されましたが、筋弛緩剤が致死量に満たないとして不起訴）。

一九九八年には神奈川県の川崎協同病院で、主治医が喘息の発作で倒れた患者さんを、脳死に近いと判断し、気管チューブを抜いて死亡させました（詳細は後述）。

二〇〇四年には北海道の道立羽幌病院で、誤嚥による窒息で心肺停止になった男性に、蘇生処置をしたあと、脳死と判定して人工呼吸器を外して患者さんを死亡させています（証拠不十分で不起訴）。

二〇〇六年には、富山県の射水市民病院で、外科部長が過去に七人の患者さんに対し、人工呼吸器をはずすなどして、尊厳死させていたことが発覚。警察は書類送検したものの、「厳重処分を求めず」の意見書をつけて不起訴になっています。

そのほかにも、二〇〇七年に和歌山県立医大附属病院と岐阜県の多治見病院で治療中止による患者死亡、二〇〇八年には千葉県の亀田総合病院で、同様の患者死亡が発生しています。

## タマムシ色の四要件

東海大学病院安楽死事件で、横浜地方裁判所が示した安楽死の四要件は、次のようなものです(要旨)。

1．患者に耐えがたい肉体的苦痛があること。
2．患者は死が避けられず、その死期が迫っていること。
3．患者の肉体的苦痛を除去・緩和するために方法を尽くし、ほかに代替手段がないこと。
4．生命の短縮を承諾する患者の明示の意思表示があること。

私が安楽死法をテーマにした小説『神の手』を書いたとき、この四要件に関して、安楽死の賛成派と反対派が、同じ患者の死に正反対の主張をする設定を作りました。すなわち、賛成派はすべて満たしていると自己正当化をし、反対派はすべて満たしていないと非難・攻撃をするのです。

作中では、主人公の医師が二十一歳の肛門がんの末期患者を安楽死させるのですが、1の耐えがたい肉体的苦痛について、賛成派はどう見ても耐えがたい苦痛だったと言い、反対派はまだまだ耐え得たと言います。

2の死期が迫っているという要件についても、賛成派は迫っていたと言い、反対派は迫ってはいなかったと主張します。

3の苦痛を除去・緩和する方法については、賛成派は方法を尽くし、ほかに代替手段はなかったと言いますが、反対派はまだまだほかにも方法はあったはずと反論します。

そして、4の明示の意思表示については、主治医の問いかけに本人がはっきりとうなずいたと賛成派は言い、反対派はそんなものでは明示の意思表示とは言えないとはねつけます。

明示の意思表示とは、たとえば書面にして署名捺印をするとかですから、単にうなずいただけでは有効とは言えません。しかし、事前にそんな苦しい状況になると想定していない若い患者が、安楽死を望む意思を文書にして残すようなことはあり得ず、安楽死を求めるような苦しい状況で、署名捺印などできるはずがないと、賛成派は反論します。

おわかりの通り、この四要件は実にタマムシ色で、実際に運用するには、客観的な判定が困難な側面があります。

特に2の死期が迫っているというのは、どれくらいの期間を指すのでしょうか。仮に一日とか三日とか指定されても、予言者でない医者にはいつ死ぬか明確に断言できませんし、もしほんとうに死期が目前に迫っているのなら、わざわざ安楽死などさせる必要はないことになります。

むしろ、死期が迫っていないからこそ、安楽死が必要なのでしょう。死期が迫っているから、安楽死もやむを得ないというのは、周囲を納得させるための要件で、苦しんでいる患者さん本人のためにある要件とはとても思えません。

## 安楽死法は安楽死禁止法にもなり得る

日本にも安楽死法が制定されれば、安楽死ができるようになると思うのは早計です。

拙作の話が続いて恐縮ですが、『神の手』では、安楽死の賛成派が政治家を動かし、ついに安楽死法案を国会に提出するところまでこぎ着けます。これに対し、反対派は対案として、独自の安楽死法案を提出します。両者のちがいはその運用条件です。

先にも書いた通り、安楽死や尊厳死には不適切な適用や、悪用される危険性さえありますから、先の四要件が正しく順守されなければなりません。その条件が法律に持ち込まれるのです。

賛成派は本人の意思確認を、口頭を含むあらゆる方法で容認しますが、反対派は所定の書式に従い、本人が自筆で記載し、署名捺印の上、弁護士または公証人による承認が必要とします。

安楽死の要件も、賛成派は東海大学安楽死事件で示されたものとしますが、反対派はそれに加えて、家族の同意や、周囲からの精神的圧力がないことの証明、並びに社会的・経済的困窮状態にないことの証明を追加します。

医師の同意についても、賛成派は二人としますが、反対派は四人の同意が必要とします。

安楽死の年齢制限も、賛成派は二十歳以上としますが、反対派は四十歳以上とし、対象患者も、賛成派は肉体的または精神的に耐えがたい苦痛のある患者としますが、反対派は耐えがたい痛みを伴う末期がん患者のみに限定します。

ほかにも意思確認の期間や報告義務についても、反対派の厳しい条件を付加して、そのすべてをクリアすることが、実際にはほぼ不可能な法案にしてしまいます。

もしそれが可決したら、安楽死はほぼ禁止されたも同然になり、法律がないときには現場の運用により水面下で行われていた安楽死が、逆にできなくなってしまいます。

忘れてほしくないのは、現実に起きた安楽死事件のほとんどは、手を下した医者が利己的な理由でしたのではなく、やむにやまれぬ思いで行ったということです。

## 安楽死ならぬ苦悶死の現実

私が『神の手』を書いたのは、実際に安楽死の一歩手前まで行った経験がきっかけです。

外科と麻酔科で研修を終えたあと、麻酔科医として勤務していたときのことです。

市中の病院にアルバイトに行くと、二十一歳の肛門がんの患者さんが末期の状態で、手術したところが大きくえぐれ、がんが骨に転移して、ひどい苦しみようでした。申し送りではモルヒネはとうに効かなくなっており、鎮静剤も投与可能な最大量を注射しても、苦痛が強すぎて意識を取ることができないとのことでした。

重症回診で診に行くと、堂々とした体格の青年で、ベッドに仰向けになったまま、荒い息で、「痛い、苦しい、痛い、苦しい」とうめいていました。父親が付き添っていて、「何とかしてもらえないでしょうか」と、悲愴な面持ちで訴えてきました。麻薬も鎮静剤も効かないことに、ほとんど絶望していたようです。

私はいったん当直室にもどり、何とか方法はないかと考えました。ちょうど麻酔科にいたので、鎮静剤が無効でも、麻酔薬を使えばいいのではないかと思い当たりました。全身麻酔なら手術の痛みでも覚醒しないのだから、がんの痛みでも意識はもどらないのではないか。

そこで私は、ケタラールという麻酔薬を使うことにしました。最初に麻酔をかけるときに使う量を注射し、あとは点滴で維持量を投与すれば、患者さんを眠らせることができるのではないか。もちろん、通常の使用法からははずれていますが、背に腹は代えられません。

病室にもどって父親に方法を説明したあと、ケタラールを点滴の側管から注入すると、荒い呼吸はそのままでしたが、うまい具合に青年の意識は薄れ、うめき声も不明瞭なものになりました。

これで一安心でしたが、ケタラールには呼吸抑制の副作用があるので、あまり量を増やすことができません。かと言って、中途半端な量ではまた意識がもどってしまいます。私はそのことを父親に説明し、呼吸が維持できて意識がもどらない量を慎重にクレンメ（点滴のスピードを決めるプラスチックの器具）で調節しました。息子が眠ったことを確認すると、父親はベッドの横の椅子にへたり込むように腰を下ろしました。私も安心して当直室にもどりました。

二時間ほどしてようすを見に行くと、スライド扉を開けたとたん、異様な雰囲気に気づきました。青年がうめき声をあげない代わりに、呼吸が浅くなっているのです。点滴を見ると、私が調節したのよりかなり速いスピードで滴下していました。父親がクレンメを自分で緩めたのです。

私は急いでクレンメをもとにもどし、父親を振り返りました。父親は壁際に立ったままうつむいていました。

「点滴にはぜったいに触らないでください。今度、同じようなことがあったら、薬の投与をやめますから」

まだ若かった私は、とっさに強い口調で言ってしまいました。これで患者さんが亡くなったらだれの責任になると思ってるんだ。そんな気持ちもあったと思います。

その後、青年はうめき声はあげていましたが、幸い意識がもどることはなく、朝を迎えることができました。朝が来れば当直医は務めを終えます。私はそのままアルバイト先の病院をあとにしましたが、青年と肩をすぼめてうつむいていた父親のことが気になって仕方ありませんでした。あのあと、ケタラールがいつまで有効だったのか、青年はどんな最期を迎えるのか、と。

安楽死が行われなければ、苦悶の時間が徒に引き延ばされ、本人にも家族にもつらい状況が続きます。なまじ若くて心臓や肺が強い分、苦痛にも耐えてなかなか機能を停止してくれないのです。それなら安楽死をほんとうに必要とするのは、高齢者ではなく、若い患者さんではないのかと、思わざるを得ませんでした。

今もあの常夜灯だけの暗い病室の光景が、私には忘れられません。

## 思いがけないことが起こる本番の死

人の死は千差万別で、予測のつかないことが起こることも少なくありません。

いや、人の死ばかりでなく、動物の死でも同じです。私も動物の安楽死で、思いもかけない状況を体験しました。

三十代のはじめに外科医として勤務していた病院で、技師さんの研修にウサギの解剖を実演することになったときのことです。生きたままのウサギを解剖するので、クロロホルムで眠らせましたが、それでもかわいそうで、先に安楽死させたほうがいいと思い、メスを入れる前に塩化カリウムを心腔内に注射して、心臓を止めました。これで安らかに死ぬと思ったら、ウサギが突然、ヒィィーッという甲高い声を繰り返し出したのです。下顎呼吸によるうめきだったようです。まさに断末魔の叫びのようで、私は焦りと動揺で息が詰まりそうでした。まさか、そんなことになるとは思っていなかったからです。

尊厳死や安楽死でも、似たようなことが起こり得ます。一九九八年に発生した川崎協同病院事件の場合がそうです。

喘息の重積発作で心肺停止になったあと、蘇生処置で人工呼吸器をつけていた患者さんが、脳死に近い状態になったとき、主治医はこのまま延命治療を続けて生きたまま身体が腐っていくような悲惨な状態になる前に、治療を終えたほうがいいと判断し、家族の同意を得た上で、気管チューブを抜きました。家族にも病室に集まってもらい、最後のお別れをしてからの処置です。そのまま安らかに亡くなるはずだったのに、患者さんが背中をのけぞらせて苦しみだしたのです。予想外の事態に、主治医は同僚医師のアドバイスで、筋弛緩剤を投与して患者さんを看取りました。

主治医の予測が甘かったとも言えますが、それは結果論で、脳死と思われる患者さんがそんな反応をすることは、ふつうは考えられません。それでも主治医は懸命に対応し、なんとかその場を収めたのです。家族も驚いたでしょうが、最後は主治医に礼を述べて帰って行ったそうです。

## 人間関係による発覚

この事件の発覚は、発生から四年たった二〇〇二年です。なぜそんなに時間がかかったのか。

事件当初、主治医は病院長に経緯を報告し、注意は受けましたが、公表はされませんでした。ところが三年後、主治医の女性医師を嫌う麻酔科医が、何かのきっかけで古いカルテを見て、筋弛緩剤が使用されていたことを知り、院長にカルテのコピーを見せて、これは安楽死事件なので、彼女をやめさせなければこれをばらまくと迫ったのです。

この内部告発を受け、事態を重く見た病院側は、調査の上、主治医に退職を勧告。主治医が退職したあと、病院は患者遺族に謝罪し、記者会見を開いて事件を公表しました。マスコミは事件をセンセーショナルに報じ、患者遺族は病院側から多額の賠償金を得、警察は主治医を殺人容疑で逮捕しました。

裁判では主治医は有罪とされ、一審では家族の意思を十分に確認せずに気管チューブを抜いたとして、懲役三年執行猶予五年の判決が下されましたが、二審では家族の同意があったことが認められ、懲役一年六ヵ月執行猶予三年に減刑されました。

主治医は自らの行為の正当性を主張すべく、最高裁に上告しましたが、最高裁は二〇〇九年にこれを棄却しました。

この事件には病院側の対応や、賠償金がもらえるとわかった患者遺族の態度の変化など、さまざまな要素が絡まっています。私は本件をモデルにした小説『善医の罪』を執筆する際、二度、当事者である元主治医の須田セツ子氏に取材しましたが、善意のみに基づいた医療行為に、殺意などあるはずもないのに、殺人罪の判定には大いに疑問を感じました。

詳しい経過は須田氏の著書、『私がしたことは殺人ですか？』（青志社、二〇一〇年）に書かれています。

須田氏も危惧していたことですが、心肺停止で運ばれてきた患者さんに蘇生処置をして、悲惨な延命治療になりかけたとき、それを中止したら殺人罪になるのなら、医者ははじめから蘇生処置をしなくなるのではないでしょうか。そのことで、助かる命も見捨てられる危険性も生じます。

人間関係のこじれによる安楽死・尊厳死の発覚は、射水市民病院の事例でもありました。こちらは当事者の外科部長と、病院長の間に確執があったようです。

善意の判断で治療を中止し、家族も納得していても、あとで病院内の人間関係がこじれると、いつ内部告発されるかわからないとなると、医者はおいそれと尊厳死や、ましてや安楽死に手を出せないことになります。それでつらい目を見るのは、患者さんでありご家族です。せめて尊厳死法の制定だけでも急ぐ必要があるのではないでしょうか。

## 画期的だったNHKのドキュメンタリー

二〇一九年六月二日、NHKスペシャルで「彼女は安楽死を選んだ」というドキュメンタリーが放映されました。全身が麻痺する進行性の難病「多系統萎縮症《たけいとういしゅくしょう》」を患う五十一歳の女性、小島ミナさんが、スイスでの安楽死を遂げるまでを追った内容です。

多系統萎縮症は全身の筋肉が萎縮し、歩行困難、言語障害、嚥下障害、呼吸障害などを発症し、やがて死に至る神経筋疾患で、今のところ治療法はありません。

小島さんは歩行困難と軽度の言語障害がありましたが、車椅子で移動は可能で、食事も口から摂ることができました。しかし、このままだといずれ寝たきりになり、人工呼吸と胃ろう（腹部に差し込んだチューブから、胃に栄養剤などを注入する方法）が必要だと医者に言われ、その状態を拒否するために安楽死を選んだのです。

小島さんの家族は反対しましたが、それまでに彼女が同居家族の目を盗むようにして、自殺未遂を繰り返したことから、本人の希望を受け入れる気持ちになったようです。

このドキュメンタリーで画期的だったのは、小島さんがスイスで家族に見守られながら、致死薬の点滴を全開にし、意識を失う場面までを映し出したことです。さすがに下顎呼吸までは放映しませんでしたが、多くの視聴者は実に安らかに眠りについた小島さんが、そのまま亡くなったと思ったのではないでしょうか。安楽死に好ましい印象を与える映像でした。

さらに特筆すべきは、番組内で同じ病気を患いながら、生きることを選んだ患者さんも紹介されたことです。その患者さんは車椅子で家族とともに外出していましたが、病気の進行でやせ衰え、身体を動かすことも、しゃべることさえもできずに横たわっていました。言い方は悪いかもしれませんが、印象としては悲惨だと感じた人が多かったのではないでしょうか。

両者を比べた場合、スイスで安楽死を遂げた小島さんのほうが、健全で望ましいと感じる人が多くなりそうな構成でした。すなわち、安楽死に肯定的な内容だったのです。

小島さんは前述の通り、まだ話も食事もできましたし、スイスに行けるほどの体力もあったので、その決断を早すぎると感じた人もいたかもしれません。たしかに私もそう思いました。

しかし、彼女には症状が進んでしまってからでは、スイスに行けないという恐怖があったのです。なぜ、スイスに行かなければならないか。それはもちろん、日本では安楽死ができないからです。動けなくなったら、死ぬまで死ねない（惨めな状態が続く）恐怖が、彼女を急き立てたのです。

日本に安楽死法が制定されていれば、小島さんも早すぎる決断をしなくてすんだでしょう。そういう意味でも、選択肢としての安楽死を認める状況が求められていることを感じさせる番組でした。

## 番組には強い反発が

このドキュメンタリーは大きな反響を呼びましたが、強い反発もありました。

「日本自立生活センター」（障害者や難病患者が地域で自立して生活できる社会を目指す団体）

は、この番組を『幇助自殺報道』だとする声明を発表しました。番組が人工呼吸器をつけている患者さんや、難病で長期入院の患者さんの尊厳を蔑ろにし、『介護殺人や尊属殺人』も後押ししかねないという批判です（詳しくはDPI日本会議のホームページに掲載されている記事をご覧ください）。

ほかにも障害学会理事会や、個人のブログなどでも批判的な意見が多く出されています。それは当然でしょう。このまま安易に安楽死を容認する空気が広まると、たいへん危険です。なぜなら、日本ではまだまだ安楽死に関しては未知の要素が大きいからです。

安楽死の実際を少しでも知る意味で、このドキュメンタリーは安楽死を正面から考える第一歩になると、私は思っていました。

ところが、翌年の十二月二十六日に放映されたNHKスペシャル「患者が〝命を終えたい〟と言ったとき」では、論調が後退していました。その年の七月に、京都でALS患者の嘱託殺人事件が発覚したことが原因でしょう。

番組では、ALS患者の男性が、人工呼吸器をつけない選択をしている状況を追っていました。ALSも全身の筋肉が萎縮する神経筋疾患で、病気が進行すると、呼吸筋が麻痺するため、人工呼吸器をつけなければ最後は窒息死してしまいます。人工呼吸器をつければ生き続けられますが、全身の筋肉が萎縮するため寝たきりになって、食事も会話もできず、寝返りも打てないので、全介助が必要となります。すなわち、褥瘡予防の体位変換、胃ろうからの栄養補給、身体の清拭、洗髪、口腔ケア、排泄の世話と陰部洗浄、着替えから散髪、爪切りなどを、年三百六十五日態勢で受けなければならないのです。

そういう状態を忌避して、男性は人工呼吸器をつけずに寿命を終えたいと希望していました。男性には家族がいて、奥さんはなんとか男性が人工呼吸器をつけて生き延びてくれることを希望していました。番組では、いよいよ男性の呼吸機能が弱って、このままだと残り時間はわずかとなったところで、男性が翻意し、奥さんのために人工呼吸器をつける決断を下しました。まるでドラマのような展開です。

これを見た多くの視聴者は、よかったと安堵の胸をなでおろしたのではないでしょうか。感動した人もいたでしょう。しかし、私は暗澹たる気分になっただけでした。

なぜなら、人工呼吸器をつけた男性の今後を思うからです。男性があれほど忌避したつらい状況が、これからずっと続くのです。番組ではそのことにはほとんど触れず、あたかもハッピーエンドのような終わり方になっていました。

障害を持った人や、重度の介護を必要とする人の尊厳は、もちろん守らなければなりません。そういう人々の生きる意思も、当然、最優先に尊重されるべきです。だれもが自分が納得できる形で生きる権利があることも、十分に理解しています。しかし、自分が死んでほしくないからと言って、家族を含め、自分以外の人間に生きることを強いる権利があるのでしょうか。

特にその本人が極度の苦しみや忌避感を抱いているとき、死ぬ以外にそこから逃れられないとき、本人の意思を大事にするのであれば、周囲の死んでほしくないという気持ちは、慎ましやかに抑えるべきだと、私は考えます。

とは言え、もちろん簡単なことではないでしょう。特に、ふだん死ぬことを意識していない人にとっては、大事な人の死を受け入れることがむずかしいのは当たり前です。しかし、死を遠ざけようとすることが、本人には大きな苦痛であったり、つらい思いであったりすることを、もう一度、考えてほしいと思います。

家族や近しい人の最期に直面し、むずかしい決断を迫られたとき、いきなりそんなことを言われてもと、感じる人は少なくないでしょう。戸惑い混乱して、大事な決断を誤り、あとで悔いを残すこともあり得ます。そうならないためにも、ふだんからイザというときのために、情報を集め、心の準備をしておくことが肝要だと思います。

# 第九章　〝上手な最期〟を迎えるには

## 〝上手な最期〟とは何か

本書では、人がどのように死んでいくのかを考えながら、人生一回きりの死を、どうすればうまくやり終えるかを探ってきました。

今さらですが、ここでもう一度、〝上手な最期〟とは何かを考えてみたいと思います。

まず思いつくのは、苦しみや痛みのない死でしょう。だれだって苦しみながら死にたくはないし、痛いのもごめんのはずです。それを避けることは、ある程度は可能です。医療用の麻薬や鎮静剤を医者に頼めばいいのです。いずれも入院しなくても在宅医療で使えます。

しかし、苦痛を完全にゼロにしたいというなら、苦痛が発生しはじめたときに、人為的に意識を消す以外にありません。これは早すぎる安楽死も同然で、悲惨な延命治療とはまた別の意味で、人間としての尊厳が保たれない最期になってしまいます。

死は生物としての生命の終わりですから、ある程度は苦しいのは当たり前です。痛みや苦しみは、忌避すればするほど強く感じられます。注射をいやがる子どもほど、大泣きをするのを見てもわかるでしょう。逆に、受け入れる気持ちになれば、少しは和らぎます。

ですから、死ぬときはある程度は苦しいものだと、今から覚悟を決めておくほうが、落ち着いて最期を迎えられるでしょう。苦痛を恐れてビクビクしていると、わずかな症状でも〝死ぬほどの苦しみ〟に感じかねません。

上手な最期を知るためには、逆に下手な最期を考えるのもいいでしょう。

下手な最期とは、激しい苦痛に苛まれながら、死ぬに死ねない状態で時間を長引かせる死に方でしょう。医療用の麻薬や鎮静剤を使ってなお、なぜそんなことになるのかというと、無理やり命が引き延ばされるからです。回復の見込みがないのに、延命治療で生かされ続けるから、麻薬や鎮静剤も効かないほどの苦痛に襲われるのです。

たくさんのチューブやカテーテルを差し込まれ、意識もないまま、あちこちから出血し、浮腫や黄疸で生きたまま肉体が腐っていくような状態になりながら、機械によって生かされる最期も、当然、好ましくありません。これも命を延ばすための医療を受けたときに起こる状態です。

この例からもわかるように、最期を迎えるに当たっては、高度な医療は受けないほうがいい。何度も繰り返しますが、医療は死に対しては無力と言われる所以です。

## 病院死より在宅死

以前、ある講演会の質疑応答で、高齢の女性からこんな質問を受けました。

「わたしは点滴やチューブでベッドに縛りつけられ、人工呼吸器などをつけられて最期を迎えたくないのですが、どうすればいいでしょうか」

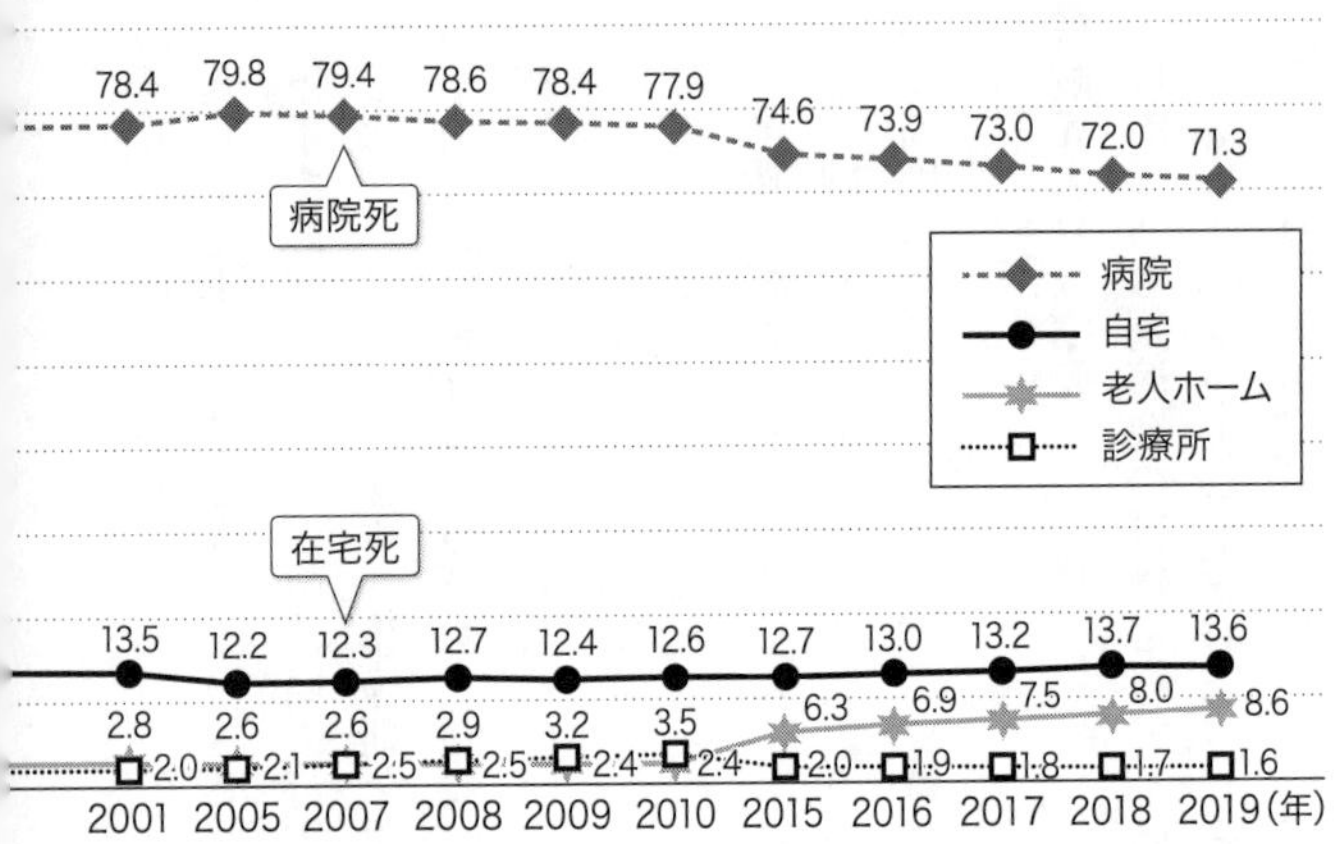


私はこう答えました。

「それならいい方法があります。病院に行かなければいいんです」

すると会場から笑い声があがりました。私はまじめに答えたつもりだったのですが、冗談だと思われたようです。それくらい、最後は病院に行くのが当たり前と思っている人が多いということです。

現に今も七割以上の人が、病院で亡くなっています(図参照)。しかし、病院は診療が建て前ですから、患者さんが来たら検査と治療をせざるを得ません。そこで医療にイケイケの医者や、あとで家族や〝遠くの親戚〟に文句を言われることを怖れる医者が登場すると(たいていの場合はそのどちらかですが)、不毛な延命治療のベルトコンベアに載せられます。だから、それがイヤなら病院に行かないようにする以外にないのです。

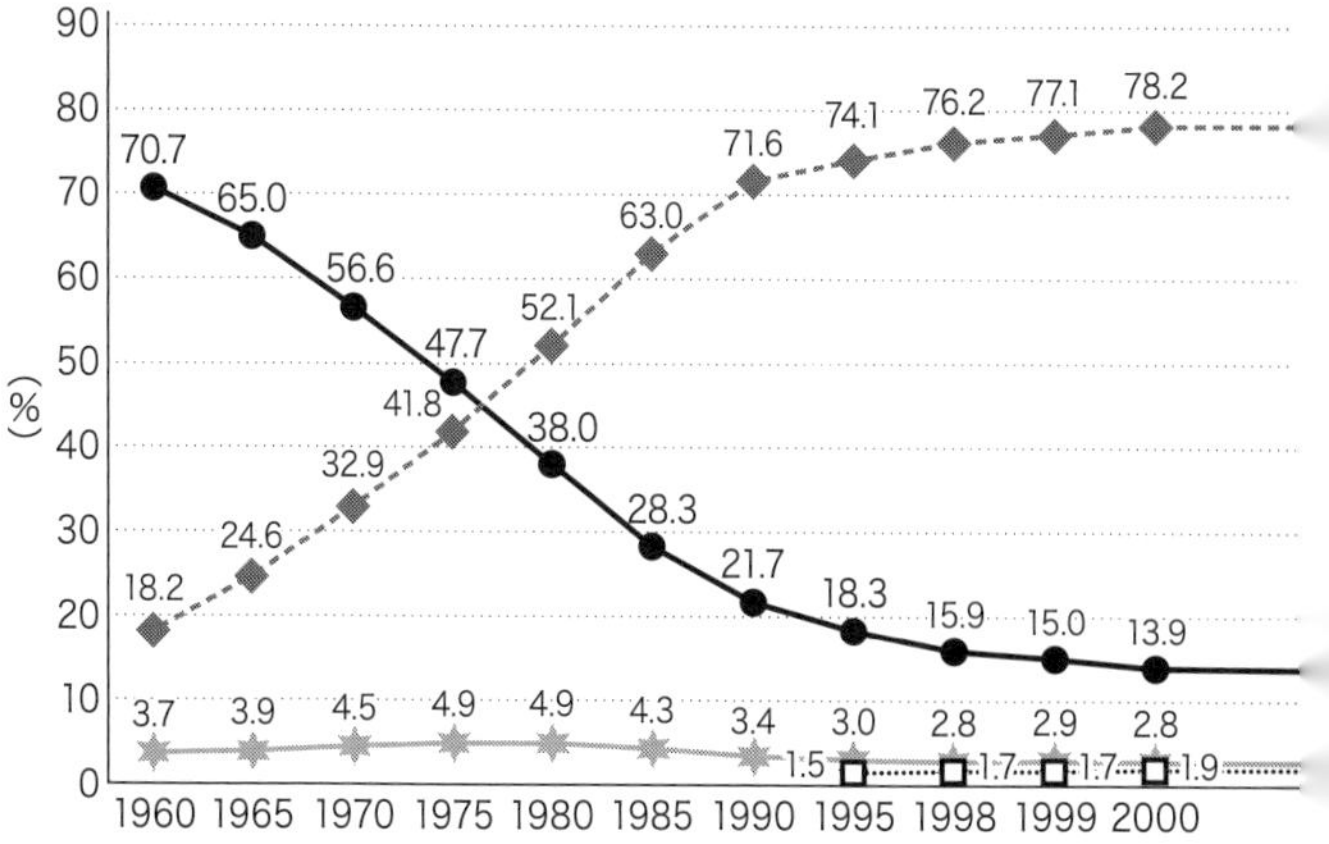


**厚生労働省調査**

長らく特別養護老人ホームの医師を務めている石飛幸三氏は、自ら積極的な医療に携わっていた経験から、病院での死より、高度な医療をせずに看取る老人ホームでの死のほうが、はるかに好ましいと気づき、「平穏死」という言葉でその効用を説いています。

施設での看取りも、家族さえ納得していれば、望ましい状況が可能です。施設では余計な医療的処置はしませんから。

先に書いた通り、私も高度な医療をしない在宅医療での看取りで、本人にも家族にも好ましい最期を実感しています。石飛氏や私以外にも、在宅医療に関わっている多くの医師が、病院死より在宅死（あるいは施設死）のほうが望ましいと、著書や講演で述べています。

にもかかわらず、未だにいざとなったら病院へと思っている人が多いのは、やはり死に対する心配と不安のせいでしょう。

さらには、もしかしたら病院に行けば助かるかもという、ワラにもすがる思いがあるのかもしれません。しかし、そういう思いに引かれて病院に行ってしまうと、下手な最期になる危険性が高いです。「心配だから病院に来ましたけど、検査や治療はしないでください」などと言えば、「それなら病院に来ないでください」と言われるのがオチです。

もちろん、症状によっては病院に行くべきときもあります。一般の人には、病院に行くべきか、自宅で最期を迎えるべきかの判断がむずかしいこともあるでしょう。ケースバイケースで一概に基準は示せませんが、たとえば、それまで元気だった人が急に倒れたときや、新型コロナウイルスを含む感染症などの場合は、病院に行ったほうがいいかもしれません。しかし、超高齢の人や、末期がんの人で、徐々に死に近づいている場合は、病院に行かずにいたほうがいいでしょう。

いずれにせよ、病院に行くなら、助かる可能性もあるけれど、悲惨な延命治療になる危険性もある、病院に行かないなら、そのまま亡くなる危険性もあるけれど、悲惨な延命治療は避けられるということを、心得ておくしかありません。

## メメント・モリの効用

上手な最期を迎えるために、いざというときに慌てず、病院に行かずにおくためには、ふだんから心の準備をしておくことが大切です。つまり、最期が遠いうちから、死を意識して備えておくことです。

長らく在宅医療をやっていると、死を受け入れて自宅に帰ってきた人は、おしなべてある種の落ち着きがあるように思います。苦痛は可能なかぎり薬で抑えますが、病気を治すとか、命を延ばすための治療や検査はしません。そのため、治療の効果や検査の結果を気にすることもないし、無用の副作用に苦しむこともありません。自宅で安寧な状態が続くと、病院に行く必要がないこともわかりますし、住み慣れた家で最後の時間をすごすことの貴重さを実感することもできます。それはやはり迫りくる死を拒否せず、現実として受け入れているからでしょう。

すなわち、「メメント・モリ（死を想え）」による心の平安です。

「メメント・モリ」には、もともと「我々は必ず死ぬのだから、今のうちに食べて飲んで、人生を楽しめ」という意味があったそうですから、決して不吉な考えではありません。

死を忘れているほうが気楽なのはわかりますが、これまで何度も繰り返したように、そんなふうにして準備を怠ることが、下手な最期につながるので、死に向き合うほうが安全ですよと勧めているのです。

私の好きな言葉に、パスカルの次の言葉があります。

「我々は断崖の前に何か目を隠すものを置いたのち、安心してそちらに向かって行く」

だれしも毎日、一日ずつ残された人生が減っていきます。そう考えれば、一日の重みも変わってくるでしょう。死を忘れて気楽に生きていると、一日を無駄にしたり、くだらないことでケンカをしたり、傷ついたり、落ち込んだりしますが、残りが減っていくと思えば、もったいなくてそんなことをしているヒマはない、この貴重な一日を有意義に使わなければと思うのではないでしょうか。

私自身は常に自分の死を意識し、死病に取り憑かれる危険性、事故や災害や事件に巻き込まれる危険性を意識しています。不吉だとか、縁起でもないとは思いません。実際、あり得ることですし、リアルに想像すると、そんなことが起こっていない今が、どれほど幸運でありがたいことかも実感できます。

妻や子どもや孫、母親の死も常に意識するようにしています。それが起これば、ほんとうに悲しいことですが、起こらないともかぎらない。しっかりとそう思うことができれば、身内がただ生きていてくれるだけで嬉しいと感じます。些細なことでケンカをしたり、あれこれ要求したり、不愉快になったりすることがうんと減ります(ゼロにならないのが、哀しいところですが)。

自分や家族は生きているのが当たり前ではなく、いつ別れが来るかわからない。そうなってから、もっとこうしておけばよかったとか、あんなことを言わなければよかったと思っても、手遅れです。そんなことで悔やみたくないので、私は常に死を意識しているのです。

死を意識するのは恐ろしいと思う人もいるかもしれませんが、慣れてしまえば怖くも何ともありません。むしろ、当たり前のように感じられます。

## ACP＝最期に向けての事前準備

悲惨な延命治療を受けないために、もっとも確実な方法は、病院へ行かないことです。ですが、死に対して医療は無力なのだから、病院に行っても何もいいことはないと、百万回繰り返しても、いざとなったら、救急車を呼んだり、自分で病院へ行ったりするのを止められない人も少なくないでしょう。

本人が自らの意思で病院に行き、望まない検査や治療を受けさせられる場合は、ある種、自業自得なので致し方ないかもしれません。困るのは、本人は延命治療を望んでいないのに、家族が本人の意思を無視して、病院に運んでしまうことです。もちろん、家族も善意ですることですから、一概に非難はできませんが、それでも悲惨な延命治療のコースに乗ってしまえば取り返しがつきません。

そんな事態を避けるために、前もって自分の意思をはっきりと決めておくのが、「アドバンス・ケア・プランニング」＝ＡＣＰと呼ばれるものです。

たとえば、心肺停止状態になったとき、蘇生処置を受けるのかどうか、呼吸困難になったとき、人工呼吸器をつけるのかどうか、食事が口から摂れなくなったとき、胃ろうをつけるのかなどについて、前もって自分の希望を明確にしておくのです。もちろん、一度決めたらそれで終わりではなく、何度でも変更は可能です。

これを家族みんなで話し合い、あらかじめ合意を得ておけば、たとえその場で本人が意識を失っていたり、認知症などで意思表示が明確にできなくなっていたりしても、無闇に病院に運ばれる危険は少なくなるわけです。

しかし、このＡＣＰはなかなか日本社会には広まっていません。なぜなら、そんな死ぬ間際のことなど、今から決められないとか、不吉だとか、考えるのが恐いという人が多いからです。たしかに、蘇生処置や人工呼吸や胃ろうがどういうものか、今の段階でわからないというのが一般の感覚でしょう。

言えるのは、助かるならしてほしいけれど、悲惨な延命治療になるのならしてほしくないということだと思います。ですが、先にも書いた通り、延命治療で助かるか悲惨になるかは、やってみなければわからないのです。百パーセント助かるならもちろんやりますし、百パーセント助からないのならもちろんしません。が、ほとんどの場合が、それほど明確ではありません。だから、ご本人の希望を尊重しようというのが、医療者側の姿勢なのです。

それで困るのが、本人は延命治療を拒否しているのに、家族が治療を望む場合です。刻一刻と患者さんの容態が悪くなりつつあるとき、本人と家族の間で意見が不一致だと、医療者はどちらに従っても恨まれることになります。

そういう事態を避けるために、ＡＣＰがあるのです。

## 「人生会議」ポスターの失敗

ＡＣＰには厚労省も積極的に広報に努めています。

しかし、二〇一九年、ＡＣＰを「人生会議」と意訳して作ったポスターが、大きな批判にさらされました。ご記憶の方もあるでしょうが、吉本興業のお笑いタレント・小籔千豊氏がモデルになって、鼻に酸素チューブをつけてベッドにつながれ、悲愴な表情で人生の終わりを迎える病人を演じているポスターです。これに「全国がん患者団体連合会」や、その他の患者団体から、がん＝死を連想させるとか、がん患者の遺族を傷つけるという批判が出て、厚労省は一日でポスターの掲載を取りやめました。

たしかに、小籔氏の表情はインパクトがあり、病気や死の恐怖を強くイメージさせるものでした。ポスターにがん患者を直接思わせる要素はありませんが、実際、深刻な病気で苦しんでいる人には、つらい思いを強いるものだったと思います。ですが、だからと言って、終末期のことから目を逸らしていたら、いざというときに「こんなはずでは」という悔いを残しかねません。

厚労省は敢えて厳しい現実に目を向けてもらおうと思ったのかもしれませんが、「人生会議」という言い方は、やはり腰が引けています。ACPは直訳すれば「事前のケアの計画」ですが、はっきり言えば「死に方計画」、あるいは「死ぬときの計画」です。私はそういう嘘のない表現が好きですが、露骨すぎて多くの人には受け入れられないでしょう。

厚労省はその後、好感度の高いタレントを登場させ、インタビューやリーフレットで広報に努めていますが、地味でインパクトはほとんどありません。自治体も宣伝していますが、受け入れられやすさを重視したのか、実に甘い表現で、「豊かな人生とともに、健康について学び、考えましょう」とか、「最後まで自分らしく豊かな人生を送るために」など、現実の終末期における覚悟のようなものに直接触れていないので、いざというときに役に立たないものになってしまう可能性が少なくありません。

とは言え、自分の死ぬときのことなど考えたくもない、すべてうまくいくはず、以上終わり！　という人もいるでしょう。私の妻の知人も、「だれしもいつか死ぬことはわかってるけど、それについては考えたくないの」と、強烈なバリアを張るそうです。そういう人には露骨な言い方は、逆効果なだけでしょう。

インパクトが強いと批判の嵐となり、地味だと広がらない。ACPの重要性を理解してもらうには、どうすればいいのか。ACPをしなかったために、悲惨で悔いに満ちた死に方をした人に、自らの経験を語ってもらえると効果もあるのでしょうが、それは無理ですし……。

## 救急車を呼ぶべきか否か

どんなときに救急車を呼ぶべきで、どんなときは呼ばないほうがいいのかも、多くの人が迷うことでしょう。

わかりやすいのは、超・高齢者の意識がない状態のときです。この場合は、そのまま静かに見守ってあげるのがベストです。かかりつけ医または、在宅医療の主治医がいれば、連絡して看取りに来てもらいましょう。間に合わなくても大丈夫です。逆に、間に合っても医者にできることはありませんし、命が終わってからでも、医者が死亡確認するまでは、法的には死んでいないことになりますから、死亡診断書も書いてもらえます。

この場合、救急車を呼んでしまうと、悲惨なことになります。超・高齢者が死に瀕していると き、救急隊員は「どうして救急車なんか呼ぶんだ。このまま逝かせてやったほうがいいのに」と思いつつも、当然、口には出せず、型通り人工呼吸をしたり、心臓マッサージをしたりしながら、病院に運ばざるを得ません。

運び込まれた病院の医者も、「どうして病院になんか連れてくるんだ。そのまま逝かせてあげろよ」と思いつつも、やはり口には出せず、型通りに蘇生処置をし、運悪く心拍が再開などしたら、気管チューブを挿入し、人工呼吸器につなぎ、肺のX線検査をし、点滴をし、導尿カテーテルを入れと、せざるを得なくなります。

それでまた退院できるくらい元気になればいいですが、超・高齢者の場合はその可能性は低く、仮に復活したとしても、病気や年齢が回復するわけではありませんから、またすぐ同じ状態になるのが関の山です。

冷静に考えれば理解していただけると思いますが、ふだんから心の準備をしていないと、救急車を呼ばない状況に耐えるのがむずかしくなります。だから、つい救急車を呼んでしまう。それは倒れているお年寄りのためではなく、不安に耐えられない家族が自分の安心のために呼んでいるのです。それで、病院に運ばれたお年寄りは、右に述べたようなつらい目に遭わされます。それで最期を迎えたら、せっかく自宅で静かに亡くなりかけていたのに、余計な苦しみを負わされることになります。

それでも病院へ運ばずにはいられないと思う人は、自分が運ばれる側になったときを想像してみてください。家族の安心のために、肋骨が折れる心臓マッサージや、口から鉤形の金具とプラスチックのチューブを突っ込まれ、尿道に管を通されてもいいでしょうか。

超・高齢者の身内がいる人は、最後の孝行のためにも、意識がない状態になったら、救急車は呼ばないと、ふだんからしっかり気持ちを決めておくのがよいと思います。

## 胃ろうの是非

胃ろうをするかどうかも、多くの人にとって悩ましい問題かもしれません。

胃ろうとは、口から食事が摂れなくなった人に、腹部からシリコン製のチューブを胃に差し込み、固定して、点滴のように栄養剤や水分を注入する仕組みのことです。

なぜ口から食べられなくなるのか。それは多くの場合、老化によって飲み込みができなくなったり、飲み込むたびに食べたものが気管に入ってむせるようになったりするからです。

これを「誤嚥」と言いますが、若い人なら誤嚥しても咳反射で全部吐き出しますが、高齢者は反射が鈍っているので、食べたものが気管に残り、雑菌が繁殖して「誤嚥性肺炎」を起こします。若い人なら抗生剤で治療できますが、高齢者は体力が落ちているので、命に関わる危険があります。

ですから、老化で嚥下機能が落ちてくると、胃ろうにして誤嚥を防ぐようにするのです。

そうすると、肺炎の危険性は減りますが、口から食べたり飲んだりすることを止められることになります。口から食べる喜びを犠牲にして、肺炎を予防するのか、肺炎の危険を冒しても、口から飲み食いする喜びを優先するのか。この悩ましい二択を迫られることになります。

生きる楽しみは食べることだけではないので、命の安全を優先すべきだと考える人が多いかもしれません。しかし、状況はそう簡単ではありません。

嚥下の機能が低下するくらい老化が進んでいるということは、視力も聴力も歩行機能も落ちている可能性が高く、そうなると観る楽しみも、聴く楽しみも、出歩く楽しみもむずかしくなっていることが多いので、食べることが最後の楽しみになっているケースも多いのです。

そんなとき、口から食べたいし、死ぬのもイヤだと本人が言ったら、まわりは困ってしまいます。老いとか死には、こういう厳しい選択を迫られることが多いのです。

だから、耳に聞こえのいいきれい事や絵空事にうっとりするのではなく、シビアな選択にも耐える精神力を蓄えておく必要があります。

胃ろうには、さらにもう一つの問題があります。

胃ろうが必要となるケースに、脳卒中などで植物状態になったときや、超・高齢で衰弱して、口からものが食べられなくなったときがあります。その場合、胃ろうで栄養補給をすると、患者さんが死ななくなるのです。死ななければいいと思うかもしれませんが、植物状態のときなどは、意識もなく、無言無動の状態で、それでも褥瘡予防に一日に何度も体位変換が必要で、清拭も必要で、導尿カテーテルを入れていても便の処理は必要で、関節は拘縮し、自宅なら一部屋を占領し、施設なら施設料がかかり、医療費もかかり、話しかけても何の反応もない状態が、何年続くかわからないことになります。

意識があっても、衰弱して胃ろうにした場合は、もちろん一日中寝たきりで、本人は何の楽しみもなく、生かされ続けることになります。それが果たして人間として好ましい状態でしょうか。

家族は、医者から「胃ろうをしないと、ほどなく亡くなります」と言われたとき、胃ろうを断ると、まるで自分が大事な身内を餓死させるかのような自責の念を抱くようです。それを避けるために胃ろうを望み、はじめはよいとしても、胃ろうでいつ果てるともなく命が延ばされると、口には出さなくても、後悔する家族もあるようです。

欧米では、高齢で食事を摂らなくなった人に、無理に食べさせることは虐待と判断されるそうです。日本人の家族が、善意で高齢者に食べさせようとするのとは正反対の発想です。

胃ろうの技術が普及しはじめたとき、私は在宅医療のクリニックにいて、これで患者さんに点滴で痛い思いをさせなくてすむし、十分な栄養補給もできるし、苦い薬も胃ろうから入れられると喜びました。ほかの医者も同様だったでしょう。しかし、今は胃ろうに慎重な人が増えています。理由はほかの延命治療と同じく、いったんはじめてしまうと中止するのがむずかしいからです。

## 「新・老人力」のすすめ

肉体的に下手な死にならないようにするには、病院に近づかないことがいちばんですが、精神面で上手な最期を迎えるにはどうすればいいのでしょう。

精神面での上手な死とは、自分の人生に満足し、十分に生きたと感じ、心置きなくこの世から去っていく最期でしょう。

在宅で看取った患者さんにもそんな感じで逝った人もいますが、いちばん具体的にそう感じさせてくれたのは、私事で恐縮ですが、私の父でした。第二章に書いた通り、父は近づきつつある死を拒まず、実際に亡くなる前から、「もう十分、生きた」「いい人生やった」と繰り返し、さも満足そうに最後の一年あまりを寝たきりですごしました。

そんな境地に至るために、父が実践していたのが「新・老人力」です。

「老人力」というのは、一九九八年に前衛芸術家で作家の赤瀬川原平氏が書いて、ベストセラーになったエッセイのタイトルですが、たとえば、高齢になって記憶力が落ちたら、それはもの忘れがひどくなったのではなく、〝忘却力〟という老人ならではの能力がついたと見る考え方です。

つまりは発想の転換で、父はこれに感心し、自分でもいろいろ新たな「老人力」を考え出していました。年がいって動きがのろくなってきたら、〝ゆっくり力〟がついたと言い、効率的に動いたり考えたりできないのは〝のんびり力〟だと言うのです。

若いときは効率よく動こうとして、あくせくしますが、あとから考えるとさほどの効果もないことが少なくありません。それなら〝のんびり力〟で生きればいいのです。

若いころの写真が見つからないときも、父は途中でさがすのをやめ、「あきらめたらええねん」と言っていました。つまり、〝あきらめ力〟がついてきたわけです。

ほかにも老いによるさまざまな不自由・不如意にも〝受け入れ力〟でやりすごし、現状に対する〝満足力〟や〝感謝力〟を発揮して、毎日を平穏かつ温厚にすごしていました。

たしかに、満足と不満には絶対的な尺度などなく、自分の期待と現実との比較で決まるものでしょう。であれば、期待値を下げれば下げるほど、満足感は高まるわけです。つまり、〝満足力〟とは〝期待値を下げる力〟ということです。

しかし、言うは易し、行うは難しで、人は不足にばかり目を向けがちです。百五歳の長命を保った日野原重明氏の言葉にも、人は得てして「不幸には敏感で、幸せには鈍感なものです」というのがあります。

老いれば自制心や忍耐力も落ち、不安や疑心暗鬼にも陥りやすくなるので、よほど心の準備をしておかないと、マイナスの老人力、すなわち、不平力、怒り力、嘆き力、心配力、自己中力、嫉妬力、被害妄想力などが増大しかねません。それで不愉快になるのは自分です。

父が「新・老人力」を発揮できたのは、やはり老いる前から心の準備をし、欲望や不満をコントロールする努力をしてきたからだと思います。

## コロナ禍で露呈した安心への渇望

しかし、現実の生活では、なかなか聖人君子のような生活はできないでしょう。いろいろな不都合、不便、心配、厄介事が降りかかってくるのが実生活です。

二〇二〇年から猛威を振るったコロナ禍に対しても、人々の安心への渇望はそうとうなものでした。ワクチン接種の是非でさまざまな情報が飛び交い、〝自粛警察〟と呼ばれる動きが広まったり、医療現場が崩壊の危機にさらされたりと、混乱が続きました。

テレビのニュースや報道番組では、多くの専門家がいろいろな意見を言い、情報提供に努めていましたが、私はそれを見ながらいつも首を傾げていました。新型コロナウイルスは新型なのだから、まだわからないことも多いだろうし、観察された事象や得られたデータも、確認するだけの時間的余裕はないはずだから、公表される情報はすべて〝見込み〟にすぎないのにと思ったからです。

テレビに出る専門家は、「まだわかりません」などと言うと、次から番組に呼んでもらえなくなるので、うまく語尾を調整しながら、視聴者が納得しそうな情報を伝えていましたが、時間を経て検証が行われれば、あれはまちがっていたとか、あれは意味がなかったということも出てくるはずです。

たとえば、アルコール消毒やマスクに、どれだけの予防効果があるのかのエビデンスはありません。医学的なエビデンスは、無作為化比較試験といって、ランダムに分けたグループで結果を比較して、有意差があることを証明しなければなりません。しかし、コロナ禍のただ中でアルコール消毒やマスクによる予防をしないグループを作ることは、人道上問題がある（もしアルコール消毒等が有効なら、しないグループを危険にさらすことになる）ので、実施できないのです。マスクでの予防は、いくら飛沫のシミュレーションをしても、エビデンスにはなりません。アルコール消毒も、仮に比較試験が行われて、有意差が出たとしても、アルコール濃度や、消毒時間、消毒方法などで厳密なデータを出さなければ、実用的なエビデンスにはなりません。

また、エビデンスがあったとしても、研究者は往々にして自分の仮説に都合のいいプロトコール（比較試験の実施計画）を組みますから、必ずしも全面的に信頼することはできません。

仮に公正で信頼に足るエビデンスが出たとしても、それはあくまで統計上のデータで、個人に当てはまるかどうかはまた別問題です。

じゃあ、いったい何を信じたらいいのか。そういう声があがるでしょうが、それが取りも直さず、安心への渇望です。答えを求める気持ちが、フェイクニュースやＳＮＳの情報を含め、巷に玉石混淆の情報があふれる素地となり、人々を惑わすのです。

新型コロナのみならず、老いや死に関するきれい事情報も同様で、安心への渇望に取り入った楽観的すぎる発言等が、人々を油断させ、ひいては上手な最期への準備を怠らせているのではないかと、私は危惧します。

## 求めない力

みなさんは「ネガティブ・ケイパビリティ」という言葉を聞いたことがあるでしょうか。精神科医で作家の帚木蓬生氏が二〇一七年に出した朝日選書のタイトルにも使われている言葉ですが、副題には「答えの出ない事態に耐える力」とあります。

直訳すると、「負の能力」という意味で、「どうにも対処しようのない事態に耐える能力」、あるいは「性急に証明や理由を求めずに、不確実さや不思議さ、懐疑の中にいることができる能力」と説明されています。

もともとは十九世紀イギリスの詩人、ジョン・キーツが用いた言葉で、長らく埋もれていたのを、一九七〇年になって、同じイギリスの精神科医、ウィルフレッド・Ｒ・ビオンによって再発見されたものです。

コロナ禍で玉石混淆の情報が氾濫する中で、多くの無駄や混乱が引き起こされたとき、必要だったのは、まさにこのネガティブ・ケイパビリティではなかったでしょうか。この力が社会全体に広まっていれば、人々は事態にもう少し落ち着いて対処できたでしょうし、不毛な批判や行きすぎた自粛でストレスを溜めることもなかったと思います。

この能力はコロナ対策ばかりでなく、老いの受容と、上手な最期を迎えるためにも、大いに有用だと思います。

ネガティブ・ケイパビリティという用語は、少々長すぎますし、耳慣れない英語でもあるので、本書では勝手ながら、「求めない力」と言い換えて使わせていただきます。

力というのは前向きに発揮されるばかりでなく、抑止力、忍耐力のように、負の方向（まさにネガティブ）に向かっても働きます。いろいろな問題や悩みやもめ事は、すべて何かを求めることによって発生するのではないでしょうか。

少しでも長生きしたい、いつまでも元気でいたい、充実した人生を送りたい、もっと人生を楽しみたい、最後は苦しみたくない、楽に死にたい等々、そこに求める力が働くために、しなければならないこと、してはならないことが増え、情報に惑わされ、宣伝上手なサプリメントやノウハウ本、情報誌などに無駄なお金を吸い取られるのでしょう。

私のこれまでの経験では、死ぬときにいろいろ求める人ほど、苦しむような気がしています。上手な最期を迎えた人は、あらかじめ自分の死に注文などつけず、虚心坦懐にあるがままを受け入れる心構えができていたように思います。すなわち、「求めない力」の強い人たちです。

とは言え、本書を手に取った方々は、上手に最期を迎えるための秘訣みたいなものを求めるからこそ、読んでくださっているのでしょう。「求めない力」が強ければ、はじめから本書など読むこともしないでしょうから。

「求めない力」を会得するのは、簡単ではありません。しかし、方法はあります。私自身は、やはり下手な亡くなり方をした人と、上手な最期を迎えた人を何人も見ることで、何も求めないほうがうまくいくなと実感したことが役立ったと思います。

ほかに、先人の知恵として、「求めない力」を学ぶことも可能でしょう。

そこで思い出すのは、詩人でタオイスト（道教の思想家）でもある加島祥造氏が、二〇〇七年に出した詩集『求めない』です。ここには「求めない」という発句で、膨大な短詩が収録されています。たとえば、以下のようなものです。

求めない——
すると
いまじゅうぶんに持っていると気づく

求めない——
すると
求めたときは
見えなかったものが——
見えてくる

求めない——
すると
命の求めているのは別のものだ
と知る

私はこの詩集を読むたびに、穏やかな気持ちになり、死を受け入れることも悪くないと思えてきます。

## 最後は自己肯定と感謝の気持ち

父は亡くなる少し前に、何度も「いい人生やった」と自分につぶやくように言っていました。そう思って死ねるのなら、上手な最期といえるでしょう。

もちろん、八十七年の父の生涯には、いろいろなことがあったはずです。私が知っている範囲でも、決してよいことばかりがあったわけではありません。仕事の面でも、家庭内でも、さまざまな苦労や屈辱、不如意もあったと思います。だから、父が寝たきりになってから看病していた母は、父が「いい人生やった」とつぶやいても、「そうやね」とは一度も言いませんでした。母には母の思いがあって、承服しかねたのかもしれません。

いずれにせよ、自分の人生をよかったと思えるのは、よい場面、よい経験にばかり目が向いているからでしょう。すなわち、自己肯定です。だれの人生にも、イヤなことやつらいことはつきものので、それをいつまでも気にしたり、悔やんだりしていては、楽しい気分で死ぬことはできません。

自己肯定できるかどうかは、もともとの性格にもよるでしょうから、若いうちからそういう性格になる努力をしておいたほうがいいかもしれません。私は自己肯定が苦手で（そうしてしまうと、それ以上の向上がないように思えるので）、ふだんはできるだけ厳しい自己評価を下すようにしています。それでも死ぬ間際には、たぶん思い切り自己肯定するでしょう。それまで自分に厳しくしたことが、積立金のようになって、ベストを尽くしたと感じられるのではと思うからです。他人からみて大甘だったとしても、死ぬ間際くらい、独りよがりな自己肯定をしても許されるでしょう（別に許されなくても、勝手にするまでです）。

最後まで自己肯定できず、人生に悔いを残しているとしたら、それはある種の驕りではないかと私は思います。もっとうまくできたはずだとか、もっと頑張れたはずだというのは、自己を過信しているから思うことでしょうし、あんなことをしなければよかったとか、愚かなことをしたと悔やむのも、自分はもっと素晴らしい人間のはずだという思い込みがどこかにあるからではないでしょうか。運不運もありますが、それは今さら悔やんでもはじまらない。もっと不運な人もいるし、理不尽な目に遭った人もいるのですから。

視野を広く持てば、すべてはうたかたの諸行にすぎず、目先の比較で一喜一憂しても仕方がないとも言えます。

であれば、人生の最後の残り時間には、思い切り自分に都合よく、自己肯定の悦楽に身を任すのも悪くはないでしょう。

いや、どうしてもそうはできないと言うのなら、今一度、感謝の気持ちに立ちもどることも一法です。これも父に教わったことですが、感謝の気持ちを深めれば、不平も不足も不満もかすみ、自分に与えられた多くの恵みや親切、幸運に気づき、穏やかな気持ちになれる可能性が高いです。

　何やら最後はお坊さんの説教のようになってしまいましたが、やはり上手な最期を迎える秘訣は、いろいろな方策を求めることではなく、自分の都合を捨てて、あるがままを受け入れる心の準備が肝要ということではないでしょうか。

# おわりに

このあとがきを書こうとしたら、偶然、新聞に「理想の最期は　思いはせる」という記事が出ました（『朝日新聞』二〇二一年十一月十四日付）。望ましい最期の迎え方を読者に聞いた特集です。

掲載されていたのは、「最期まで元気で自宅でぽっくり逝きたい」とか、「夕食後お風呂に入ってゆっくり寝て、そのまま終わりたい。できれば夫より先に」とか、「庭のキンモクセイの甘い香りに包まれ、二人三脚で歩んできた妻にみとられたい」など、夢物語のような答えがほとんどでした。

「理想の最期」ですから仕方ないのかもしれませんが、そんなふうに自分の死をロマンチックに考えていて大丈夫なのかと、他人事ながら心配になりました。

何の準備もせずのんきに構えていても、上手に亡くなる人もいるでしょう。そういう実例を見て、ああ、結局、最後はうまくいくんだと安心するほど、危険なことはありません。危機管理的には、最悪の事態をできるだけ多く見て、備えるほうが安全に決まっています。

しかし、死に関しては、悲惨な例や深い悔いを残すような例を、メディアはめったに報じません。不吉で不快だからでしょうが、そういう例が現実にあるのなら、しっかりと情報提供するのがメディアの務めではないでしょうか。

メディアばかりでなく、フィクションの世界でも、医療がらみのジャンルでは、明るく楽しく感動的な物語がもてはやされています。ハッピーエンドのドラマを見て、視聴者が現実の医療もこのように素晴らしいものだとは、まさか思わないでしょうが、それでも心の準備を怠らせ、いざ自分が深刻な病気になったとき、深い絶望と怒りを味わう危険が高まります。

本書では、悲惨な現実や辛口の指摘を書きましたが、それは危機管理として、心の準備をするために必要だと思ったからです。実際に医療の限界や矛盾、不条理を見聞きした者として、不愉快な事実であっても、それは率直に伝える義務があると思っています。

私は海外を含め、職場をあちこち替えたおかげで、ふつうの医者より多くの死のあり方に接したと思います。ですがこうすればうまく死ねるという方法は見つかっていません。死には思いがけないことがつきもので、思惑通りにはいかないのが常だからです。

私自身、どんな最期を迎えるのかわかりませんし、上手に死ぬ自信もありません。あれほど在宅死を勧めていたのに、自分は病院で死ぬかもしれません。最後の最後まで治療にこだわり、チューブや機械につながれて、尊厳のない状態で死ぬ可能性もあります。そのときは嗤っていただいて結構です。たぶん、その嘲笑は私の耳には届かないでしょうが。

結局、だれしも一回きりの死は、自分自身の死を死ぬ以外にないということです。少しでも多くの方が、そのときをうまくやりおおせることを、心から願っています。

末筆ながら、本書を書くきっかけを与えてくれ、内容にもいろいろアドバイスをくれた現代新書の編集者、髙月順一氏に、心より感謝申し上げます。

二〇二一年　十二月二十日

久坂部羊

【参考文献】
・『人間の死に方　医者だった父の、多くを望まない最期』久坂部羊著　幻冬舎新書　二〇一四年
・『不参加ぐらし』富士正晴著　六興出版　一九八〇年
・『患者よ、がんと闘うな』　近藤誠著　文藝春秋　一九九六年
・「ラインツ病院殺人事件：比較文化論的考察」
https://repository.kulib.kyoto-u.ac.jp/dspace/bitstream/2433/50719/1/KJ00000047103.pdf
・『私がしたことは殺人ですか？』須田セツ子著　青志社　二〇一〇年
・「日本自立生活センター（ＪＣＩＬ）がＮＨＫスペシャル『彼女は安楽死を選んだ』（二〇一九年六月二日放送）における幇助自殺報道の問題点についての声明を発表しました」
https://www.dpi-japan.org/blog/demand/
・『「平穏死」のすすめ　口から食べられなくなったらどうしますか』石飛幸三著　講談社　二〇一〇年
・『老人力』赤瀬川原平著　筑摩書房　一九九八年
・『生き方上手』日野原重明著　ユーリーグ　二〇〇一年
・『ネガティブ・ケイパビリティ　答えの出ない事態に耐える力』帚木蓬生著　朝日選書　二〇一七年
・『求めない』加島祥造著　小学館　二〇〇七年

講談社現代新書　2655

# 人《ひと》はどう死《し》ぬのか

二〇二二年三月二〇日第一刷発行　二〇二四年五月一四日第一七刷発行

著者　久坂部《くさかべ》 羊《よう》 

発行者　森田浩章
発行所　株式会社講談社
東京都文京区音羽二丁目一二―二一　郵便番号一一二―八〇〇一
電話　〇三―五三九五―三五二一　編集（現代新書）
〇三―五三九五―四四一五　販売
〇三―五三九五―三六一五　業務
装幀者　中島英樹
印刷所　株式会社新藤慶昌堂
製本所　株式会社国宝社
定価はカバーに表示してあります　Printed in Japan



N.D.C. 490　218p　18cm
ISBN978-4-06-527719-5

# 「講談社現代新書」の刊行にあたって

教養は万人が身をもって養い創造すべきものであって、一部の専門家の占有物として、ただ一方的に人々の手もとに配布され伝達されうるものではありません。

しかし、不幸にしてわが国の現状では、教養の重要な養いとなるべき書物は、ほとんど講壇からの天下りや単なる解説に終始し、知識技術を真剣に希求する青少年・学生・一般民衆の根本的な疑問や興味は、けっして十分に答えられ、解きほぐされ、手引きされることがありません。万人の内奥から発した真正の教養への芽ばえが、こうして放置され、むなしく滅びさる運命にゆだねられているのです。

このことは、中・高校だけで教育をおわる人々の成長をはばんでいるだけでなく、大学に進んだり、インテリと目されたりする人々の精神力の健康さえもむしばみ、わが国の文化の実質をまことに脆弱なものにしています。単なる博識以上の根強い思索力・判断力、および確かな技術にささえられた教養を必要とする日本の将来にとって、これは真剣に憂慮されなければならない事態であるといわなければなりません。

わたしたちの「講談社現代新書」は、この事態の克服を意図して計画されたものです。これによってわたしたちは、講壇からの天下りでもなく、単なる解説書でもない、もっぱら万人の魂に生ずる初発的かつ根本的な問題をとらえ、掘り起こし、手引きし、しかも最新の知識への展望を万人に確立させる書物を、新しく世の中に送り出したいと念願しています。

わたしたちは、創業以来民衆を対象とする啓蒙の仕事に専心してきた講談社にとって、これこそもっともふさわしい課題であり、伝統ある出版社としての義務でもあると考えているのです。

一九六四年四月　野間省一

## 哲学・思想Ⅰ

66 哲学のすすめ——岩崎武雄
159 弁証法はどういう科学か 三浦つとむ
501 ニーチェとの対話——西尾幹二
871 言葉と無意識——丸山圭三郎
898 はじめての構造主義 橋爪大三郎
916 哲学入門一歩前——廣松渉
921 現代思想を読む事典 今村仁司 編
977 哲学の歴史——新田義弘
989 ミシェル・フーコー 内田隆三
1001 今こそマルクスを読み返す 廣松渉
1286 哲学の謎——野矢茂樹
1293 「時間」を哲学する——中島義道
1315 じぶん・この不思議な存在——鷲田清一
1357 新しいヘーゲル——長谷川宏
1383 カントの人間学——中島義道
1401 これがニーチェだ——永井均
1420 無限論の教室——野矢茂樹
1466 ゲーデルの哲学——高橋昌一郎
1575 動物化するポストモダン 東浩紀
1582 ロボットの心——柴田正良
1600 ハイデガー＝存在神秘の哲学——古東哲明
1635 これが現象学だ——谷徹
1638 時間は実在するか 入不二基義
1675 ウィトゲンシュタインはこう考えた 鬼界彰夫
1783 スピノザの世界——上野修
1839 読む哲学事典——田島正樹
1948 理性の限界——高橋昌一郎
1957 リアルのゆくえ——大塚英志 東浩紀
1996 今こそアーレントを読み直す——仲正昌樹
2004 はじめての言語ゲーム——橋爪大三郎
2048 知性の限界——高橋昌一郎
2050 超解読！ はじめてのヘーゲル『精神現象学』 竹田青嗣 西研
2084 はじめての政治哲学 小川仁志
2099 超解読！ はじめてのカント『純粋理性批判』 竹田青嗣
2153 感性の限界——高橋昌一郎
2169 超解読！ はじめてのフッサール『現象学の理念』——竹田青嗣
2185 死別の悲しみに向き合う——坂口幸弘
2279 マックス・ウェーバーを読む——仲正昌樹

## 哲学・思想Ⅱ



Ⓑ

## 自然科学・医学

1141 安楽死と尊厳死——保阪正康
1328 「複雑系」とは何か——吉永良正
1343 カンブリア紀の怪物たち サイモン・コンウェイ・モリス 松井孝典 監訳
1500 科学の現在を問う 村上陽一郎
1511 優生学と人間社会——米本昌平 松原洋子 橳島次郎 市野川容孝
1689 時間の分子生物学——粂和彦
1700 核兵器のしくみ——山田克哉
1706 新しいリハビリテーション 大川弥生
1786 数学的思考法——芳沢光雄
1805 人類進化の700万年 三井誠
1813 はじめての〈超ひも理論〉 川合光
1840 算数・数学が得意になる本 芳沢光雄

1861 〈勝負脳〉の鍛え方——林成之
1881 「生きている」を見つめる医療——中村桂子 山岸敦
1891 生物と無生物のあいだ 福岡伸一
1925 数学でつまずくのはなぜか 小島寛之
1929 脳のなかの身体——宮本省三
2000 世界は分けてもわからない 福岡伸一
2023 ロボットとは何か——石黒浩
2039 ソーシャルブレインズ入門 藤井直敬
2097 〈麻薬〉のすべて——船山信次
2122 量子力学の哲学——森田邦久
2166 化石の分子生物学——更科功
2191 DNA医学の最先端 大野典也
2204 森の力——宮脇昭

2219 宇宙はなぜこのような宇宙なのか——青木薫
2226 宇宙生物学で読み解く「人体」の不思議——吉田たかよし
2244 呼鈴の科学——吉田武
2262 生命誕生——中沢弘基
2265 SFを実現する——田中浩也
2268 生命のからくり——中屋敷均
2269 認知症を知る——飯島裕一
2292 認知症の「真実」——東田勉
2359 ウイルスは生きている 中屋敷均
2370 明日、機械がヒトになる 海猫沢めろん
2384 ゲノム編集とは何か 小林雅一
2395 不要なクスリ 無用な手術 富家孝
2434 生命に部分はない——A・キンブレル 福岡伸一 訳